www.life-coaching-verlag.de

Redaktion und Projektleitung:
Leonard Coldwell (NMD, PHD), USA, und Jürgen A. Kettner, Deutschland

Lektorat:
Michael Krämer, Lenggries, www.Lektorat-Korrektorat.com

Verlag:
Life-Coaching-Verlag, Boxberg, www.life-coaching-verlag.de

Vertrieb:
Life-Coaching-Europe Limited & Co. KG, Boxberg, www.life-coaching-europe.de

Layout und Umschlaggestaltung:
aha design, Axel Hübner, Bronnbach, www.aha-design.de

Druck und Verarbeitung:
Schnaufer Druck, Tauberbischofsheim, www.schnaufer-druck.de

Hinweis:
Die UrheberInnen der im Buch enthaltenen Sprüche, Zitate und Aphorismen sind genannt. Fehlen sie, dann waren sie für uns nicht eindeutig feststellbar. Das gilt auch für Spruchweisheiten aus dem Volksmund und für Neuformulierungen alter oder zu langer Sprüche bzw. Zitate. Wir bitten auch, die gesonderten Risikohinweise auf den folgenden Seiten zu beachten!

Printed in Germany

ISBN 9 783981 199901

Dr. Leonard Coldwell - Jürgen A. Kettner

Die Wahrheit über Gesundheit und das Wunder aus Okinawa:

Korallen-Kalzium

Gesundheit ist unsozial

Gesundheit ist...

... angreifbar
... egoistisch
... provokant
... unrentabel
... aufwendig
... selten
... kostbar
... unbezahlbar
... mutig
... dankbar

Axel Hübner

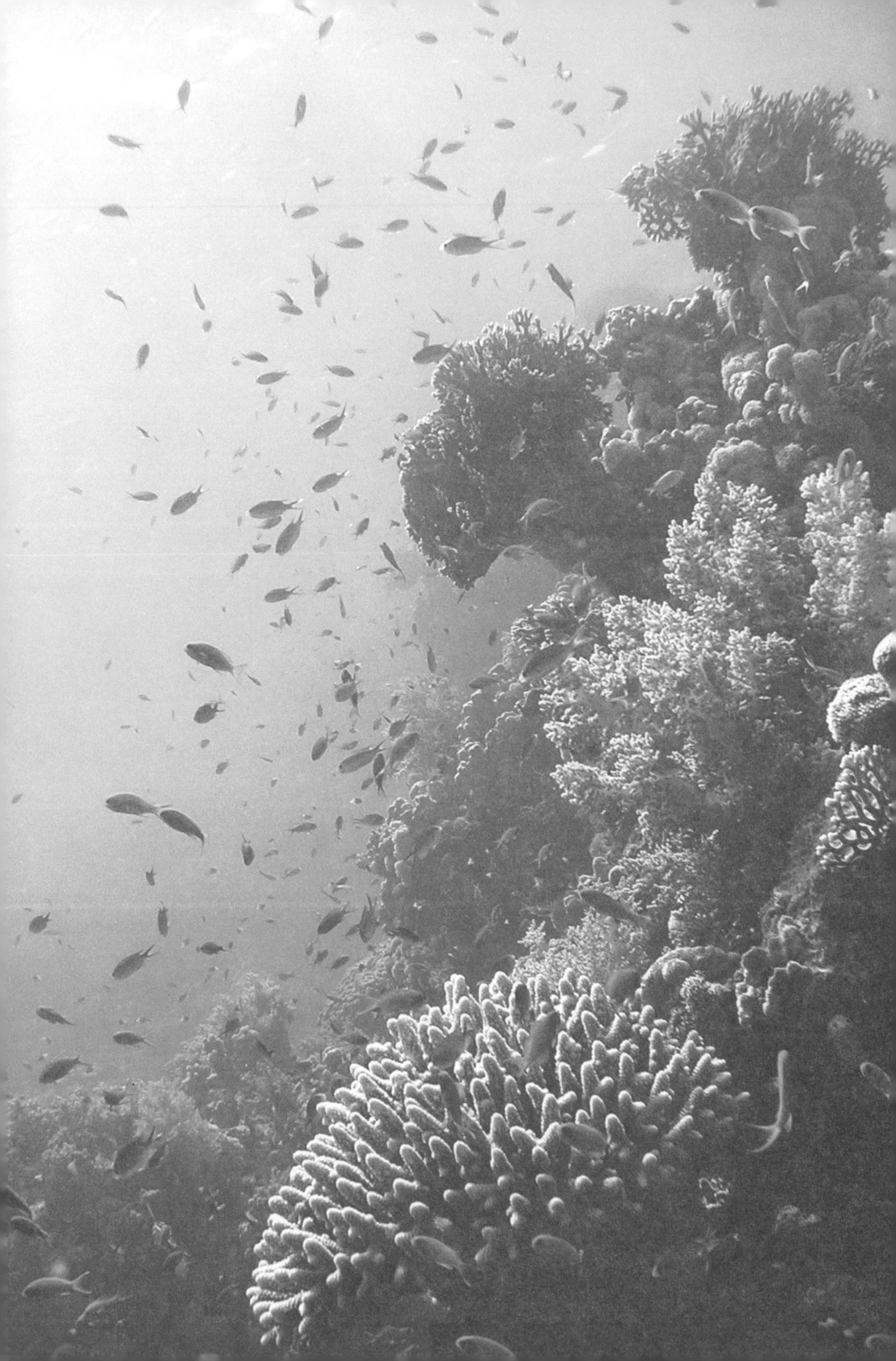

Danksagung

Die Autoren bedanken sich bei allen Firmeninhabern, deren fleißigen Mitarbeitern und Teamspielern, die dazu beigetragen haben, dass dieses Werk nun Realität wurde.

Auch möchten wir uns bei allen Autorenkollegen bedanken, die bis heute den Mut aufgebracht haben, über gleiche oder ähnliche Themen, trotz kritischer Betrachtungsweise unserer Gegenspieler, in der Öffentlichkeit zu reden bzw. zu schreiben.

Was wir heute tun, entscheidet,
wie die Welt morgen aussieht!

Möge sich jegliches Engagement für unsere Leser in Form von mehr Gesundheit, Lebensenergie und einem langen, vitalen Leben auszahlcn.

Dann erst hat sich unser gemeinsamer Einsatz wirklich gelohnt!

See you far over the top!
Leonard Coldwell (NMD, PHD) und Jürgen A. Kettner

Im Dezember 2007

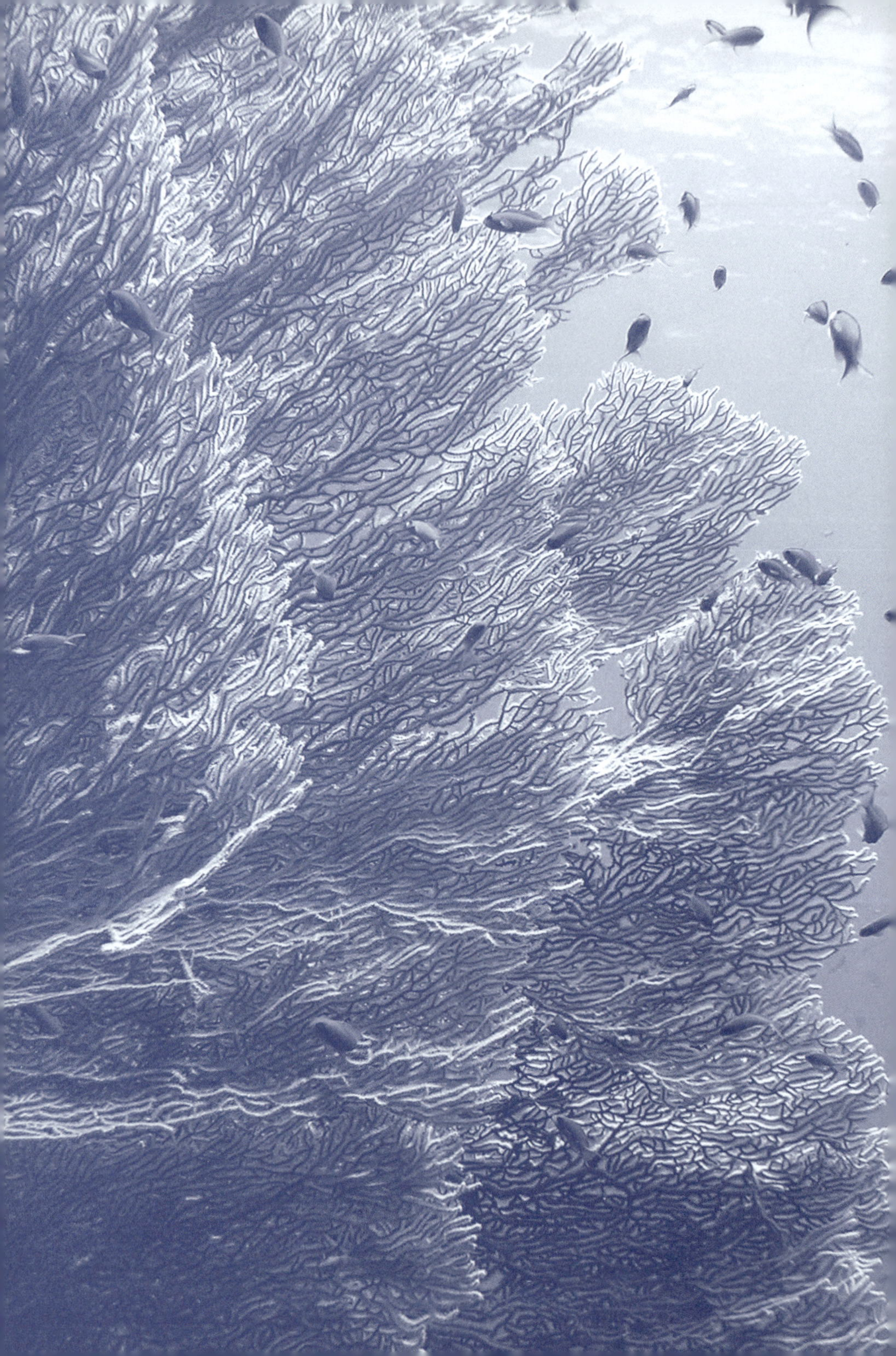

Die medizinische Wissenschaft hat in den letzten Jahrzehnten so ungeheure Fortschritte gemacht, dass es praktisch keinen gesunden Menschen mehr gibt!

Aldous Huxley

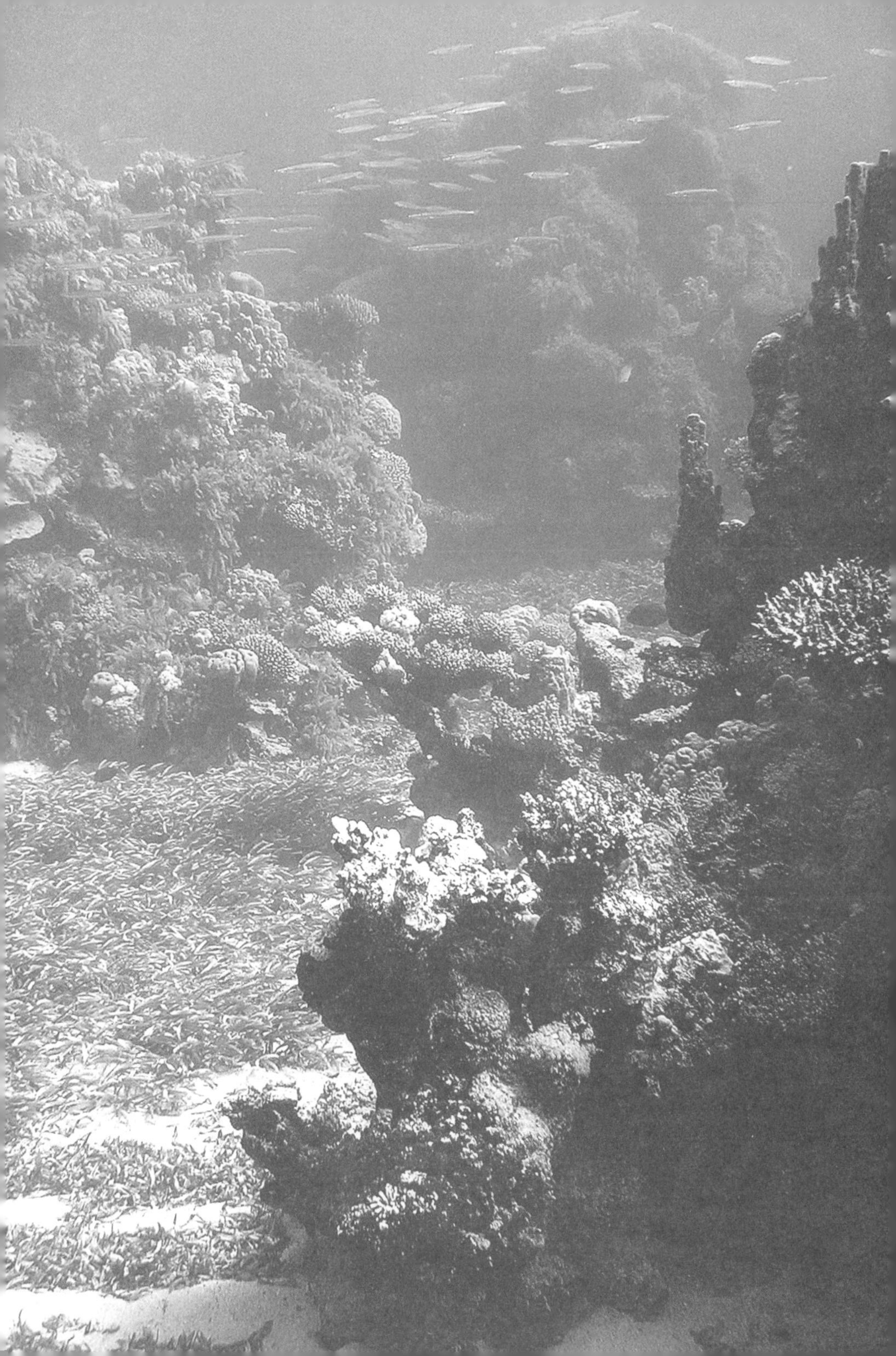

Die Wahrheit über Gesundheit und das Wunder aus Okinawa: Korallen-Kalzium

INHALT

Kapitel 3

Vitalstoffe für ein gesundes und langes Leben!

Kapitel 4

Anhang

Bevor Sie beginnen, das Buch zu lesen, bitte diese Risikohinweise und Nebenwirkungen berücksichtigen!

Risiko-Belehrung:

Dieses Buch mit den für Sie möglicherweise erschütternden Informationen besteht nicht aus, wie doch so häufig, gehaltlosem Geschwätz oder dem reinen Aufzählen irgendwelcher Studien, die niemand wirklich überprüfen kann, und ist auch nicht von Redakteuren geschrieben, die ein ganz besonderes Interesse an der Verbreitung der Informationen haben oder evtl. sogar finanziell abhängig von der Pharmazie, als größtem Werbekunden der Welt, sind.

Nein, dieses Buch wurde von Personen geschrieben, denen Ihre Gesundheit wirklich am Herzen liegt. Die Autoren sind von der Richtigkeit ihrer Aussagen voll und ganz überzeugt.

Trotzdem sind wir gehalten, sämtliche Aussagen in diesem Buch als unsere ureigene Meinung zu bezeichnen, was alleine schon die Rechtsprechung in Deutschland verlangt. Wir könnten unrecht haben, was zwar sehr unwahrscheinlich ist, aber es lässt sich nicht ausschließen. In vielen Bereichen befindet sich die Forschung noch im Fluss. Der Buchinhalt soll Sie zum selbstständigen Denken anregen, Fragen aufwerfen und Sie dazu veranlassen, weitere Nachforschungen zu den Themen selbst anzustellen.

Sämtliche im Anhang aufgeführten Buchempfehlungen und Quellen, die über unsere Forschungsarbeiten hinaus von uns behandelte Themen unterstreichen und letztendlich unsere Meinung in diesem Buch bestätigen werden, erscheinen uns seriös und zuverlässig. Wir sind für deren Inhalte jedoch nicht verantwortlich und übernehmen auch keine Verantwortung in irgendeinem Zusammenhang. Sämtliche Themen sollen Sie lediglich zum

Nachdenken anregen. Die Inhalte des Buches ersparen Ihnen nicht, eine Eigenrecherche vorzunehmen.

Der Inhalt dieses Buches ist nicht dazu geeignet oder dafür geschrieben, Eigendiagnosen, Selbstheilungen, Selbstbehandlungen zu vollziehen oder Krankheiten zu behandeln. Wenn Sie unter irgendeiner Gesundheitsstörung leiden, sollten Sie einen zugelassenen Arzt oder Heilpraktiker aufsuchen und bevor Sie irgendwelche Informationen aus diesem Buch anwenden, sollten Sie den Therapeuten Ihres Vertrauens dazu befragen. Der Inhalt dieses Buches dient ausschließlich der Informationsvermittlung, und Sie sollten auch andere Informationsquellen benutzen, um sich ein persönliches Bild von der Anwendbarkeit und Richtigkeit dieser Informationen machen zu können. ***Dem Gesetz nach dürfen Nahrungsmittelzusätze nicht dazu dienen, eine Gesundheitsstörung zu diagnostizieren, zu behandeln, zu heilen oder zu verhindern.*** *Das gilt auch für Korallen - Kalzium aus Okinawa. (So sichern sich jedenfalls diejenigen ab, die sich an dem Verkauf von chemischen Kampfstoffen und gar zu oft sinnloser Therapie dumm und dämlich verdienen).*
Dies als deutliche Rechtsbelehrung für Sie, denn wir müssen uns vor denjenigen schützen, die wirklich sehr sauer über diese Publikation sein werden. Es sei Ihnen schon heute versichert: Das ist erst der Anfang. Treffen wir diese Aussagen nicht, werden Anwälte im ureigensten Interesse oder im Interesse der pharmazeutischen Industrie unsere Gegenspieler sein und wie die Geier über uns herfallen.

Nehmen wir es doch beispielsweise wie in nachfolgendem Zitat:

Seien Sie vorsichtig mit Gesundheitsbüchern –
Sie könnten an einem Druckfehler sterben!

(Mark Twain, 30.11.1835 – 21.04.1910, US-Schriftsteller)

Man kann einen Teil des Volkes die ganze Zeit täuschen und das ganze Volk einen Teil der Zeit, aber man kann nicht das ganze Volk die ganze Zeit täuschen.

Abraham Lincoln

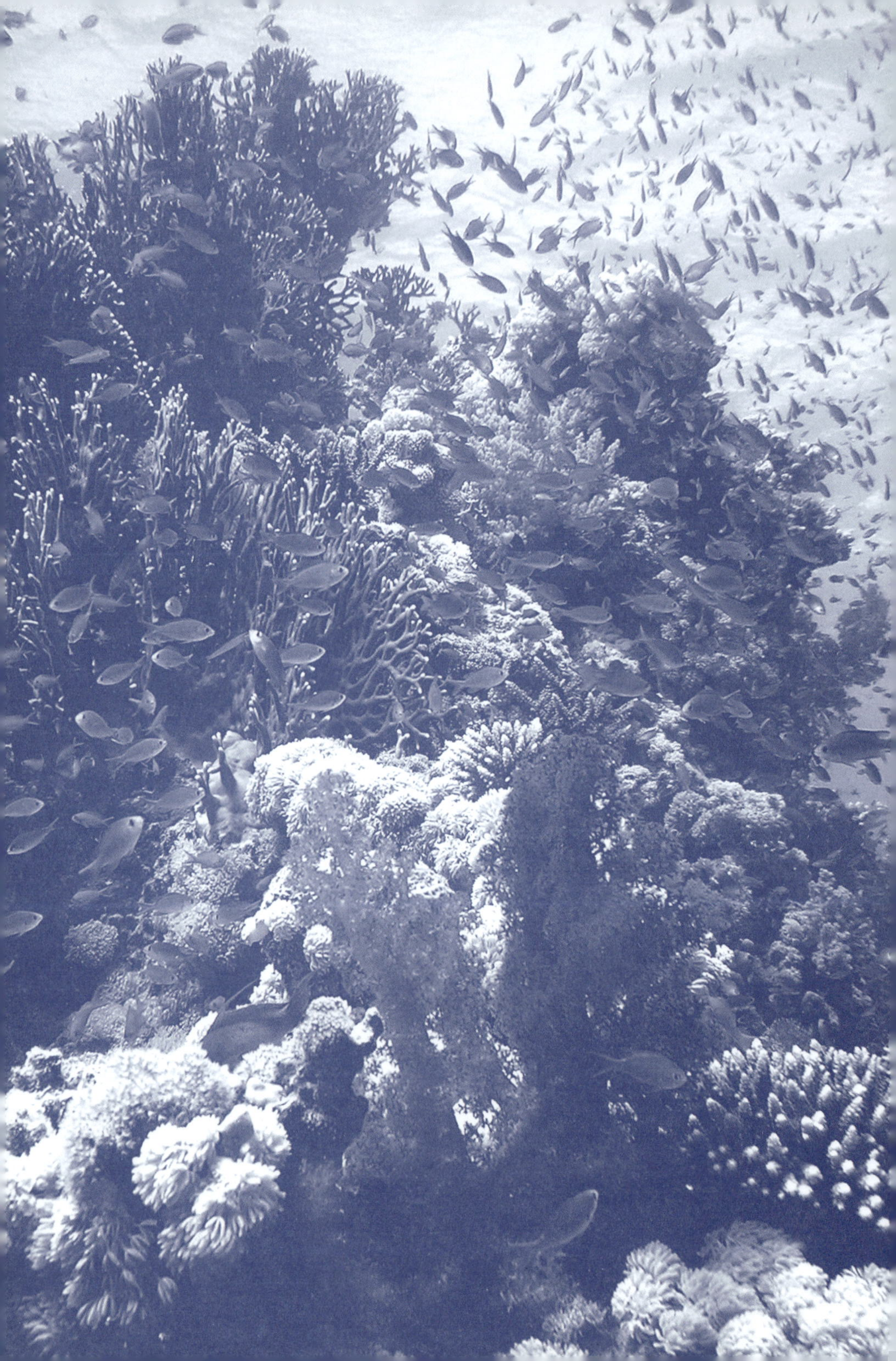

Vorwort von Jürgen A. Kettner

Erfahren Sie die bestbehüteten Geheimnisse der Medizin!

Krebs, Alzheimer, Multiple Sklerose, Parkinson, Diabetes, Herzerkrankungen und andere chronische und tödliche Krankheiten können in den meisten Fällen problemlos, schnell und extrem kostengünstig geheilt oder zumindest gestoppt werden. Ebenso repräsentativ für viele weitere Krankheiten sind Osteoporose oder beispielsweise Migräne. Selbst das von Frauen so gefürchtete PMS-Syndrom kann in den meisten Fällen verhindert oder drastisch in den Symptomen gemindert werden. So zumindest sind unsere heutigen Erkenntnisse aus zahlreichen wissenschaftlichen Studien und Publikationen. (Siehe auch die Risikobelehrung auf Seiten 11 und 12)

Doch da gibt es eine verhängnisvolle Gefahr, die das in der Praxis verhindert: ***die Übersäuerung des Organismus.***

Wer bis ins hohe Alter, gesund, fit und vital bleiben will, wer dazu den täglichen Alltagsbeschwerden und Krankheiten vorbeugen will, muss seinen Körper regelmäßig entsäuern.

Die Säurekatastrophe ist heute allen ein Begriff - allerdings häufig nur im Zusammenhang mit Waldschäden.

Dass auch der menschliche Organismus unter einem Zuviel an Säure leidet, ist weltweit in Insiderkreisen der wichtigsten Mediziner und Wissenschaftler seit Jahrzehnten bekannt.

Aus einem für uns unerklärlichen Grund befassen sich trotzdem auch heute international nur sehr wenige Mediziner mit diesem Problem.
Deutsche Ärzte haben so gut wie keine Ausbildung in Ernährung

und bestreiten bis heute in großer Anzahl den Zusammenhang zwischen Krankheiten und Ernährung.
Ein großer Schock ging durch die Reihen der Schulmediziner, als das amerikanische Gesundheitsministerium am 19. Juni 2002 veröffentlichte, dass es als Fakt anzusehen sei, dass 85% aller Krankheiten ernährungsbedingt sind.

Jetzt, wo klar ist, dass so gut wie jede chronische Erkrankung mit einfachen und vor allem billigen Nahrungsmittelzusätzen behandelt, gestoppt oder völlig ausgeheilt werden kann, wird vermutlich schon bald der Versuch der Mediziner und Pharmaverkäufer stattfinden, natürliche Vitamine und Mineralien verschreibungs- oder zumindest apothekenpflichtig zu machen.

Lügen werden verbreitet, dass natürliche Stoffe irgendwelche Risiken beinhalten. Unsicherheit wird geschürt, dass ein Zuviel an natürlichen Stoffen toxisch, also zu Gift im Körper werden könnte. Alles mit dem Ziel, dass der Verbraucher lieber ganz auf Nahrungsergänzungsprodukte verzichtet, als damit sein Geld in deren Augen „falsch" zu investieren. Denn an natürlichen Produkten ist kaum etwas verdient.

Beobachten Sie den Markt etwas genauer, stellen Sie sehr schnell fest, dass blitzschnell nach dem Bekanntwerden, dass ein natürliches Produkt Erfolgsberichte nachzuweisen hat, teure chemische Produkte der Pharmaindustrie mit ähnlichen Produktbezeichnungen auf den Markt kommen.

Millionen an Werbegeldern werden eingesetzt, um den Verbrauchern weiszumachen, dass nur das chemische Produkt die Ideallösung darstellt.

Und genau dieses chemische Produkt, das infolge des hohen Forschungs-/Produktions- und Vertriebsaufwands leider etwas teurer bezahlt werden muss, heilt dann so, wie es die Natur seit über sechs Millionen Jahren absolut perfekt praktiziert...? Ohne Worte.

Wir lüften in diesem Buch einige der bestgehüteten Geheimnisse der Medizin und werden uns vermutlich im Kreise mancher Mediziner oder der milliardenschweren Pharmaindustrie nicht beliebt machen.

Spätestens ab jetzt wird auch Ihnen dieses Geheimnis zugänglich. **Das kostengünstige Naturrezept zur Vorbeugung, Minderung oder unter Umständen auch Heilung vieler Zivilisationskrankheiten lautet unter Beachtung der Risikobelehrung auf den Seiten 11-12:**

Original Korallen-Kalzium
aus Okinawa, Japan

Der Mensch könnte biologisch 160 Jahre alt werden!

Die Universität Cambridge beweist, wir könnten alle über 160 Jahre alt werden und dabei fit und vital sein!

Wir sind genetisch darauf vorprogrammiert, zu altern und zu sterben, aber auf Grund der neuesten Erkenntnisse der World Wellness Organization, USA, haben auch Sie ab sofort die Möglichkeit, dieser fatalen Entwicklung entgegenzuwirken.

Schon der 1992 für den Nobelpreis nominierte Freund von Leonard Coldwell, Dr. Joel Wallach, hatte bewiesen, dass das menschliche Lebenspotential mindesten 140 Jahre beträgt.

Der zweifache Nobelpreisträger Linus Pauling war davon überzeugt, dass Menschen über 180 Jahre alt werden können. Er stellte eine Liste von Personen zusammen, die nachweislich dieses Alter erreicht haben.

Weitere Nobelpreisträger wie Otto Warburg und Max Planck haben zwischen 1933 und 1964 bereits nachgewiesen, dass Krebs "problemlos" heilbar ist und dass die individuelle menschliche Lebenserwartung in unseren eigenen Händen liegt.

Seit über 30 Jahren hat der renommierte Alternativmedizin-Forscher und -Therapeut, sowie einer der weltweit führenden Experten für Stressschäden, Manager-Krankheiten und alternative Krebstherapie, der amerikanische Staatsbürger **Leonard Coldwell, Dr. of Naturopathic Medicine (NMD), Dr. of Psychology (PHD), North Carolina College, USA**, daran gearbeitet, effektive Lösungen für seine über 2 Millionen Seminarteilnehmer und weltweit über 7 Millionen Leser zu finden.

Leonard Coldwell, oder besser bekannt als Leonard "The Coach" Coldwell, ist unseres Wissens und Glaubens nach der Begründer des bis heute weltweit einzigen wissenschaftlich belegten holistischen Ausbildungs- und Selbsthilfe-Systems **NAPS®** (**N**euro-**A**ssoziative **P**rogrammier-**S**ysteme). Dr. Coldwell hat mehr geheilte Krebspatienten aufzuweisen als viele andere uns bekannte Therapeuten. Mehrere Fachzeitschriften bezeichnen seine Erfolge als legendär.

Nach dem Terroristen-Überfall auf das World Trade Center am 11. September 2001 hatten die US-Regierung und die Behörden, das Militär, die Feuerwehr und die Polizei Dr. Coldwell um Hilfe gebeten.

Daraufhin hat Dr. Coldwell in ganz Amerika (auch mit weltweit ausgestrahlten Radio- und Fernsehsendungen dabei geholfen, das

Terror-Trauma der USA-Bevölkerung zu überwinden. Dr. Coldwell ist vom amerikanischen Kongress dafür öffentlich ausgezeichnet worden.

Außerdem trainierte er in diesem Zusammenhang an dem zweitsichersten Platz Amerikas, der Naval Weapon Station, weitere Therapeuten.

Als Leonard Coldwell (NMD, PHD) 1996 seine Arbeit mit Patienten einstellte, um sich voll und ganz der Forschung und Ausbildung zu widmen, änderte er seinen beruflichen Werdegang vom Therapeuten zum Selbsthilfe-Trainer und entwickelte ein bis heute einzigartiges Gesundheits- und Erfolgstraining. Er sammelte geballtes Wissen aus der Praxis für die Praxis. Leonard Coldwell hat seine Erfahrungen aus dieser Arbeit mit über 35.000 Patienten in seinem neuesten Selbsthilfesystem, dem Dr.-Coldwell-System, zusammengefasst.

Ich freue mich sehr, dass ich Leonard Coldwell (NMD, PHD) dazu bringen konnte, dass er mir zur Veröffentlichung im deutschsprachigen Raum seine Werke und Forschungsarbeiten zur Verfügung stellt.

Nun ist es endlich soweit! Sie halten meiner Meinung nach eines seiner Meisterstücke in den Händen, das provoziert, wachrüttelt und die Leser anregt, künftig nicht mehr einfach alles zu glauben, was die Medien, die Pharmaindustrie oder Ihr Hausarzt Ihnen vorgaukeln.

Leonard Coldwell (NMD, PHD) deckt in diesem Buch viele Halbwahrheiten und Lügen auf, die uns tagtäglich aufgetischt werden, schonungslos und ohne ein Blatt vor den Mund zu nehmen.

Profitieren nun auch Sie von Dr. Coldwells über 30jähriger Erfahrung und seinen einzigartigen Forschungserfolgen.

Erfahren Sie nun mehr Wahrheiten über Gesundheit und über das Wunder aus Okinawa. *Ich wünsche Ihnen ein vitales, gesundes und langes Leben!*

Ihr Jürgen A. Kettner

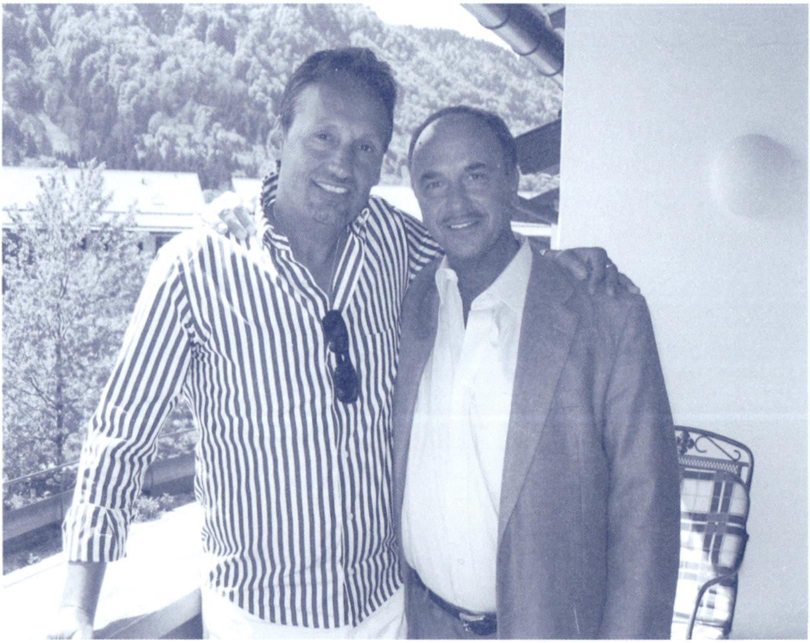

Jürgen A. Kettner und Dr. Leonard Coldwell 2007

Man muss das Wahre immer wiederholen, weil auch der Irrtum um uns her immer wieder gepredigt wird und zwar nicht von einzelnen, sondern von der Masse, in Zeitungen und Enzyklopädien, auf Schulen und Universitäten. Überall ist der Irrtum obenauf, und es ist ihm wohl und behaglich im Gefühl der Majorität, die auf seiner Seite ist.

Goethe zu Eckermann

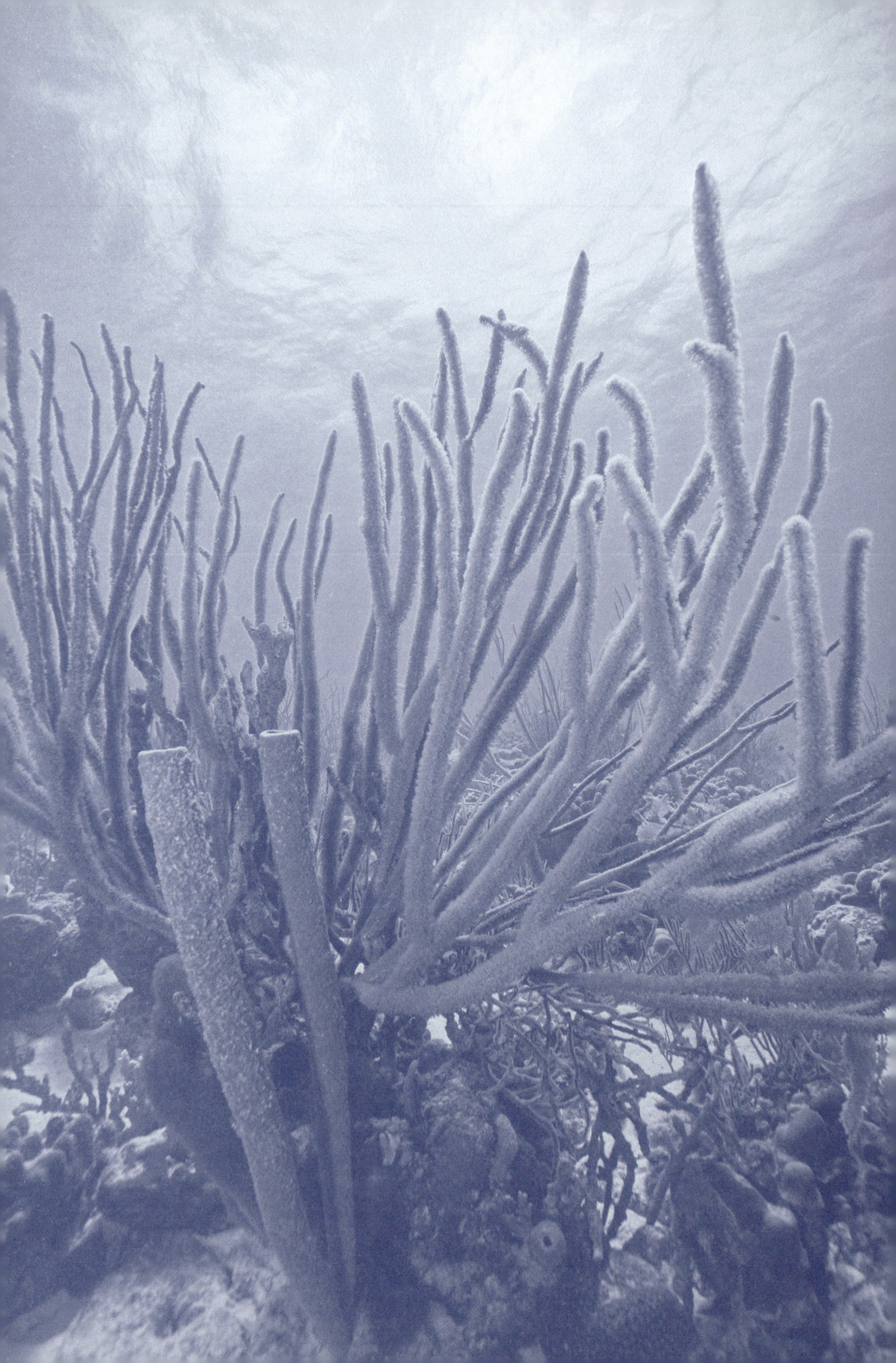

Kapitel 1
Die Wahrheit über Gesundheit!

1. Das System ist krank!

Wenn die Ärzte von heute nicht die Ernährungsberater von morgen werden,
werden die Ernährungsberater von heute, die Ärzte von morgen sein!"

(Rockefeller-Institut für medizinische Forschung)

"Ernährungsdefizite sind nachweislich die Ursache zahlreicher Krankheiten! Eine optimale Ernährung kann somit zweifellos Krankheiten verhindern oder heilen."

(Dr. med Carl J. Reich)

Allen ernst zu nehmenden Ärzten und Wissenschaftlern ist bekannt, dass Vitamin- und Mineralstoffmangel die Hauptursache für degenerative Krankheiten wie z.B. Krebs, Herzerkrankungen, Arthrose, Diabetes, Parkinson, Osteoporose, etc. ist.

Das heißt, vorzeitiges Altern, unnötige Schmerzen und viel zu früher Tod sind die Folge von Mangelerscheinungen.

Die pharmazeutische Industrie hat allein in den USA (1994) 700 Milliarden Dollar umgesetzt.
1996 waren es bereits 1.300 Milliarden, also weit mehr als eine Billion US-Dollar, mit ständig wachsender Tendenz. Allein 128 Milliarden wurden 1994 für Krankenhaus- und Pflegepersonal ausgegeben.
Allein in dem kleinen Land Deutschland lag der Umsatz der pharmazeutischen Industrie im Jahr 2006 bei knapp 30 Milliarden Euro, 20% mehr als noch im Vorjahr.

Es ist nicht anzunehmen, dass irgendjemand aus diesen Gruppen ein Interesse daran hat, seinen Verdienst zu schmälern. Deshalb wird es wohl weiter nur Krankheitsfürsorge an Stelle von Gesundheitsfürsorge geben.

Sie hören richtig: „Für diverse Gruppen scheint es effektiver zu sein, Krankheiten zu erhalten und ständig zu behandeln, als diese zu heilen. Ohne Umsatz geht man bekanntermaßen pleite." Hinzu kommt, dass die pharmazeutischen Unternehmen, die alle an der Börse gehandelt werden, gesetzlich dazu verpflichtet sind, Profit für ihre Aktionäre zu machen.

Passend hierzu hat mir mein Co-Autor und Freund Jürgen A. Kettner aus der Zeitung „Fränkische Nachrichten - kurz FN" vom 29. September 2007 einen umfangreichen Bericht zugestellt mit dem Titel:
„Bestechung zum Wohl der Pharmafirmen? Staatsanwaltschaft ermittelt gegen mehr als 3000 Klinikärzte in Deutschland."

Hintergrund dieser Ermittlungen ist ein ganz einfacher Trick lt. FN: Der Klinikarzt beobachtet im Auftrag eines Pharmaunternehmens die Wirkung eines Medikaments an seinen Patienten und bekommt dafür eine Aufwandsentschädigung von 50, 100 oder manchmal auch 500 Euro. Die Patientenbeobachtungsbögen, auf denen die Ärzte den Krankheitsverlauf dokumentieren, sollen den

Pharmafirmen als Grundlage für die Weiterentwicklung und Verbesserung ihrer Produkte dienen.
Tatsächlich interessieren sich die Medikamentenhersteller jedoch weniger für die vermeintlichen Studien als für den Absatz ihrer Produkte, so FN. Und das funktioniert auf diese Weise sehr gut. Denn werden die Kranken in der Klinik erst einmal auf ein spezielles Medikament eingestellt, bleibt dem Hausarzt meist nichts anderes übrig, als die Arznei weiter zu verschreiben. (Randbemerkung: Die Pharmaunternehmen wussten schon lange, bevor es soweit kam, dass zwischen 50.000 und 300.000 Menschen an dem Medikament Vioxx gestorben waren, dass es zum Tode führen konnte. Sie hören richtig: lange, bevor die USA-Regierung es vom Markt nehmen ließ!)

Zurück zum FN-Bericht: Die Methode ist alt, umso mehr wundert es mich, dass die Staatsanwaltschaft erst heute hinter diese Machenschaften kommt. Aktuell stehen mehr als 3.000 Klinikärzte unter Verdacht, da nach Angaben der Münchener Staatsanwaltschaft bei einer Spedition zentnerweise wertlose Studien mehrerer Kliniken gefunden wurden.

Aber das ist nur die Spitze des Eisbergs, wie die unwissenden Menschen zum Spielball von geldgierigen Institutionen oder finanziell abhängigen Ärzten werden.

In den USA wurde 2007 offiziell bekannt gegeben, dass der Arzt die Todesursache Nummer 1 in den USA ist. Fehldiagnosen und Fehlbehandlungen, übersehene tödliche Wechselwirkungen der Medikamente, Pfusch bei Operationen etc., etc.

Die Fakten:

Mangelerscheinungen bei den wichtigsten Mineralien wie z.B. Kalzium, Magnesium und Vitamin D verändern die Körperflüssigkeiten, die normalerweise alkalisch sind und so übersäuert zu werden.

Diese Übersäuerung (Azidose) ist die Ursache für Herzerkrankungen, Krebs, Arthrose, Osteoporose und zahlreiche andere degenerative Krankheiten. Azidose führt zu Sauerstoffmangel im Blut, und dieser wiederum ist die Hauptursache für Alterungsprozesse und der Entstehung von Krankheiten insbesondere: Krebs! (so die Nobelpreisträger Max Planck und Otto Warburg)

Die von der Medizin und unwissenden Staatsorganen festgesetzten "empfohlenen maximalen Tagesmengen" sind vollkommen absurd und unrealistisch.

Ohne dass es jemals akzeptable wissenschaftliche Studien darüber gegeben hat, wurden willkürlich Werte festgelegt, die sich auch noch ständig verändern.

Menschen werden unwissend und krank gehalten. Ihnen werden ganz bewusst nicht die wahren wissenschaftlichen Erkenntnisse zugänglich gemacht, weil bei Bekanntwerden dieser Informationen „im Volk" vermutlich das gesamte Wirtschaftssystem kollabieren könnte.

So wird den Menschen unmöglich gemacht, die besten Produkte mit wirklich effektiven Mengen zu erhalten.

Auch der unsinnige Versuch, uns glauben zu machen, Milch sei gut für uns und wir bekämen Kalzium für unseren Körper, wenn wir Milch trinken, ist eines der größten Täuschungsmanöver der Nahrungsmittelindustrie. Milch raubt dem Körper Kalzium und sorgt damit für Osteoporose. Wir brauchen zweimal so viel Kalzium aus unseren Knochen, um das vorhandene Kalzium der aufgenommenen Milch zu verwerten. Wenn Sie die Webseite www.notmilk.com lesen, werden Sie wahrscheinlich nie wieder Milch oder Milchprodukte anfassen. Mehr dazu lesen Sie auch in einem späteren Kapitel II/6: Milch ist gesund?

In – unserer Ansicht nach – krimineller Art und Weise hat die deutsche Regierung die frei erfundenen empfohlenen Tagesmengen, z.B. für Nahrungsergänzungsprodukte aus unserer Natur, mit lebenswichtigen Vitaminen und Mineralien, zum Gesetz gemacht.

Der Zoll lässt wirksame Produkte, die Sie problemlos in jedem anderen "freien" Land erhalten können, erst gar nicht nach Deutschland. Selbst eine Tagesdosis von über 500 IU Vitamin D gilt in Deutschland als toxisch (giftig). Wenn Sie bedenken, dass Sie ca. 3.000 IU Vitamin D in jeder Minute produzieren, wenn Sie sich in der Sonne aufhalten, dann sehen Sie, wie willkürlich und absurd die vorgegebenen Tagesmengen sind.

All das, was den Deutschen auf diese Art und Weise widerfährt, führt zu sehr viel unnötigen Schmerzen, Leiden, Krankheiten und Tod.

Selbst Glucosamine, was bei allen Gelenkkrankheiten schnellstens hilft und nur getrocknete Knorpelmasse ist, gilt in Deutschland als verschreibungspflichtiges Medikament. Nur weil es wirkt!

Wenn Sie das nächste Mal ein Hähnchen essen, essen Sie bitte nicht die Gelenkknorpel, denn Sie könnten, möglicherweise illegal, ein Medikament zu sich nehmen.

Die Asiatische Diabetes-Vereinigung hat publiziert, das Eleotin, ein natürliches Kräuterprodukt, die endgültige Heilung für Diabetes Typ II (die häufigste Diabetes-Form) bewirkt. Die Universität von Calgary, Kanada, hat in einer 17-jährigen Studie festgestellt, das Eleotin in den meisten Fällen Diabetes II bereits innerhalb von 30 Tagen heilen kann. So berichtet der Verbraucher-Advokat Kevin Trudeau in einigen seiner neuesten Fernsehinterviews und Bücher. Ebenso hat her publiziert, dass Vitamin B17 und Essiac-Kapseln oder Essiac-Tee Krebs heilen können und Tumore verschwinden lassen.

Haben Sie in Deutschland davon irgend etwas gehört?

So absurd geht es im Beamtenstaat zu. Und gleichzeitig sprechen wir vom so genannten Informationszeitalter. Man sollte meinen, jeder wüsste, worauf es ankommt. Scheinbar sieht es in der Realität doch ganz anders aus. Ich glaube, es geht nur noch ums Geldverdienen – und das weltweit!

Der zweifache Nobelpreisträger Otto Warburg (Nobelpreis für Medizin 1931 und 1944) beweist, dass Sauerstoffmangel die Ursache für Krebs ist.

Dieser wiederum wird von ***Kalziummangel*** *im Körper verursacht.*

Als Direktor des Max-Planck-Institutes für Zellbiologie in Berlin sagte Warburg 1966 in Lindau:

"Es gibt keine Krankheit, deren Ursache besser bekannt ist, als die von Krebs."

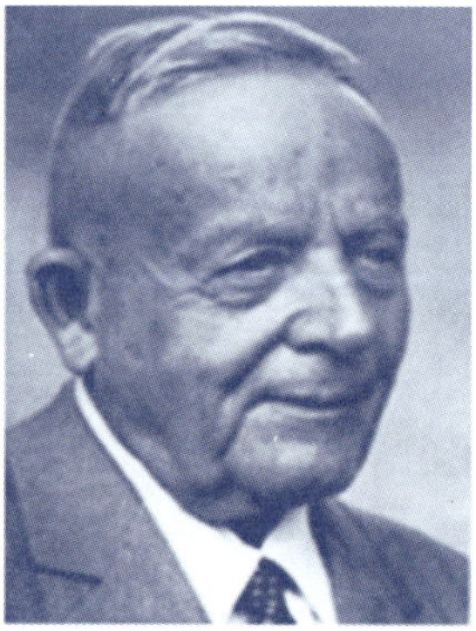

Otto Warburg
**1883, †1970*

1966 *waren* ***23%*** *aller Menschen an Krebs erkrankt, heute sind es schon* ***39%.***

Otto Warburg würde wohl laut rufen: "Wie viele Menschen müssen noch sinnlos an Krebs sterben, bis Ihr denen endlich genug Kalzium, Magnesium und Vitamin D gebt?"

Warum suchen wohl über 60% aller Menschen Hilfe bei alternativen Heilmethoden oder Therapeuten? Könnte es sein, dass sie keine zufrieden stellende Hilfe mehr bei der herkömmlichen Therapie finden???

Wir müssen endlich von der Krankheitsversorgung zur Gesundheitserhaltung gelangen!

Die Pharmaindustrie ist heute so reich und mächtig, dass sie die Medien, Politiker und Lehrer etc. kontrollieren und manipulieren kann. Wann sie will, wen sie will und wie sie es will.

Die anderen Mächtigen sind die Ärzte, die ein essentielles Interesse an Krankheit haben.

Bis heute gibt es in der ärztlichen Ausbildung keine wesentliche Ernährungsschulung. Die meisten Ärzte verleugnen selbst den Zusammenhang zwischen Ernährung und Krankheit. Daran sieht man, wie absurd die Entwicklung ist.

Der Arzt hat ein essentielles Interesse an der ständigen Behandlung von Patienten. Sind seine (im Durchschnitt) 300 Patienten alle gesund, ist er bald pleite. Der ehemalige Nobelpreiskandidat Dr. Joel Wallach und auch Robert Barefoot publizieren in den USA in ihren Büchern, dass ein Arzt, zumindest statistisch gesehen, eine der kürzesten Lebenserwartungen überhaupt hat, im Vergleich zu allen anderen Berufen: **unter 60 Lebensjahren! Wollen Sie sich von jemandem, der statistisch gesehen z.B. nur 56 Jahre alt wird, beraten lassen, wie Sie möglichst lange und gesund leben?**

Dr. med. Reich behandelte seine Krebs-Patienten nur mit Kalzium, Magnesium und Vitamin D. Er hatte seinerzeit die höchste Krebsheilungsrate. Trotzdem schafften es Pharmazie und Medizin, ihm die ärztliche Zulassung zu entziehen. Selbst seine Krebspatienten, die 10 Jahre später starben, wiesen bei der Autopsie keine Spuren von Krebs auf.

Ähnlich, wie ich heute eine sehr hohe Anzahl von geheilten Krebspatienten nachweisen kann, werden diese schnell wirksamen und billigen Erkenntnisse totgeschwiegen oder hysterisch bekämpft. Dass ich meine Mutter von Leberkrebs im Endstadium vollkommen ausgeheilt habe, ist ja hinlänglich bekannt. Sie hatte vor über 30 Jahren eine maximale Lebenserwartung von zwei Jahren, und heute ist sie 72 Jahre alt, kerngesund, vital und fit.

Sehen Sie ein aktuelles Bildnis meiner Mutter im Internet www.drcoldwellsystems.com

Natürlich treten Pharmazie und Medizin nicht selbst offen auf, sondern benutzen Hintermänner, die für sie tätig werden. Vereine werden oft von Versagern geleitet oder gegründet, die in ihrem eigenen Leben nie etwas Wesentliches geleistet haben. Auch heute noch treffen wir immer wieder auf Menschen, die von Neid und krankhaftem Geltungstrieb geleitet werden, um erfolgreichen Therapeuten und Wissenschaftlern das Leben schwer zu machen. Wer diese finanziert, ist mehr als offensichtlich...

Seien Sie deshalb auf der Hut.

Es geht in vielen Fällen, wie uns heute bekannt ist, nicht um Ihre Gesundheit, sondern um Ihr Geld! Und das ist die Wahrheit! Nichts als die Wahrheit!

Die größte Zahl der Menschen stirbt keines natürlichen Todes, sondern mordet sich selbst durch eine verkehrte Lebensweise.

Seneca

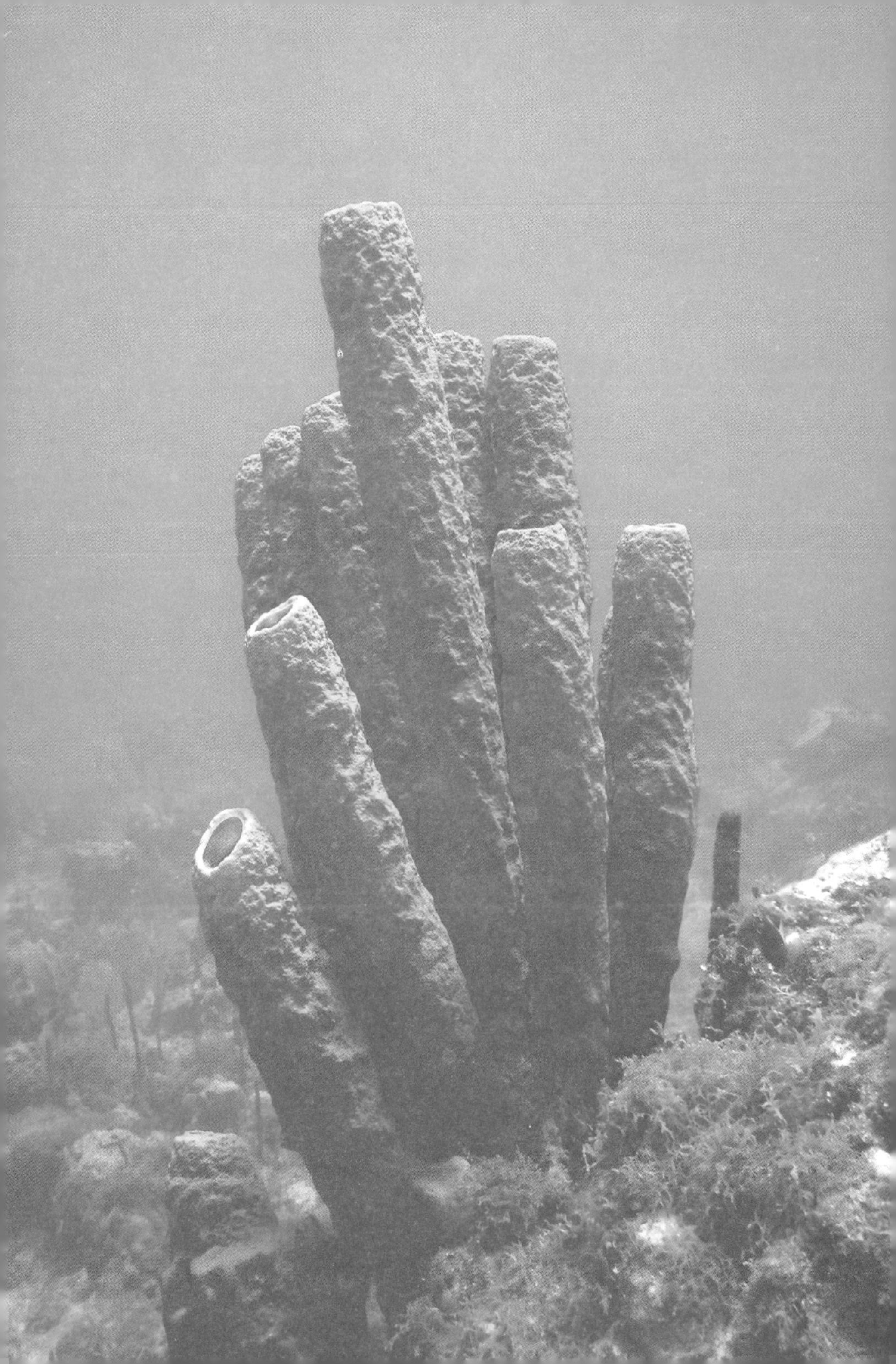

2. Wie entsteht Krankheit?

Ein gesunder Mensch hat viele Ziele und Wünsche, ein Kranker nur einen!

Um ein gutes Verhältnis zur Gesundheit zu bekommen, müssen wir ein besseres Verständnis für Krankheit entwickeln. Zumeist ist Krankheit nichts weiter als ein Zustand der Unordnung in den bioelektrischen und neurochemischen Prozessen des Organismus sowie ein massiver Energiemangel. (Die einzige Ursache für jede Krankheit ist Energiemangel)

Das bedeutet, um gesund zu werden oder gesund zu bleiben, benötigen wir ausreichend Energie und somit Ruhe, Regenerations- und Aufbauphasen sowie eine sinnvolle, energiereiche und optimale Ernährung.

Auf der anderen Seite weisen neueste wissenschaftliche Erkenntnisse darauf hin, dass der Körper in einer Art Symbolsprache versucht, Hinweise zu geben, was in welchem Lebensbereich nicht in Ordnung ist und welche unerträglichen Lebensumstände ihn krank machen.

Wir müssen also erkennen, dass Krankheit kein unabänderliches Schicksal ist, sondern einfach nur ein Hilfsmittel der Natur, um uns wieder auf den richtigen Weg zu bringen.

So wie Sie einen Einfluss auf den Verlauf Ihrer Gesundheit haben, sind Sie auch nicht irgendeiner Krankheit hilflos ausgeliefert.

Also noch mal mit anderen Worten: Gesundheitliche Probleme, Schmerzen, Krankheiten sind Signale des Unterbewusstseins an das

Gehirn, dass Sie irgend etwas in Ihrem Leben falsch machen. Hören Sie nicht auf diese Signale, und verändern Sie nicht umgehend Ihr Fehlverhalten, ist die Katastrophe vorprogrammiert.

Wie kommt es nun zu solchem Fehlverhalten?

Das Hauptproblem sehe ich darin, dass Menschen für ihre Zukunft keine Lösungsmöglichkeiten, keine Chancen und keine Hoffnung erkennen können.

Diese Menschen sind deshalb eher bereit, aufzugeben und sich der in dieser Phase entstehenden Krankheit zu ergeben, als diejenigen, die voller Freude und positiver Erwartung in Ihre Zukunft sehen.

Auch bleibende oder sogar tödliche Erkrankungen entstehen aus dieser Situation heraus, denn die Selbstzerstörungstendenz ist unterschwellig die einzige Lösung, die das Unterbewusstsein noch für diesen Menschen sieht, nämlich sich durch eine schwere Erkrankung aus der Problemsituation zu ziehen.

Nach meinen Beobachtungen verändert sich der Gesundheitszustand der betreffenden Menschen sofort positiv, sobald diese betreffende Person wieder eine akzeptable Zukunftsperspektive für sich erkennen kann und auf eine solche hinarbeitet.

Also erkennen Sie, dass gerade im gesundheitlichen Bereich die Zielsetzung einen großen Stellenwert besitzt, denn wenn Sie nicht wissen, wo Sie eigentlich in Ihrem Leben hinwollen, gibt es keine effektive, zielgerichtete Aktion, und es fehlt an Motivation, Kraft, und Ausdauer, die Schwierigkeiten und Hindernisse des Lebens zu beseitigen, weil Sie ja gar nicht wissen, wofür Sie Strapazen auf sich nehmen.

Das wichtigste Element ist also eine Zukunftsperspektive, für die es sich lohnt, zu kämpfen und gesund zu werden.

Ich habe es immer wieder in meiner Praxis erlebt, dass Menschen, die in scheinbar ausweglosen Situationen zu mir kamen, oft schon nach einigen Minuten eines objektiven Gesprächs über die Möglichkeiten, Talente und Fähigkeiten ihre geistige Haltung und ihre Verfassung positiv veränderten.

Eine Veränderung der Situation ist immer nur dann möglich, wenn die betreffende Person diese Veränderung bewusst wünscht und bereit ist, dieses neue, zu mehr Gesundheit führende Verhalten, herbeizuführen.

Das Entscheidende für eine Verhaltensänderung ist also, dass die betreffende Person die klare Entscheidung trifft, diese Veränderung zu wollen und binnen 72 Stunden erste Handlungsimpulse in neuer Zielrichtung setzt.

Krankheiten sind nicht genetisch bedingt! *Krankheiten bestimmen nicht, ob Sie krank werden oder nicht, sondern nur, welche Richtung die Krankheit nimmt, falls Sie durch ständiges Fehlverhalten krank werden.*

Nach mehr als dreißigjähriger Praxis und meinem heutigen Verständnis kann Therapie von egal welcher Krankheit immer nur Selbstheilung bedeuten, unter Mitwirkung einer gesunden, positiven Einstellung zum Leben, ausgewogenen Ernährung und sinnvoll ergänzten, vom Körper aufnahmefähigen, natürlichen Vitalstoffen (Vitaminen und Mineralien).

Weitere Informationen dazu finden Sie in meinem Buch: ***Endlich Abschied von Ihrer Krankheit****, das – sowie die dazugehörigen Kassettenprogramme – in deutscher Sprache ausschließlich über folgendes Unternehmen erhältlich ist:*

Life-Coaching-Europe Limited & Co. KG,
Fasanenweg 19,
D-97944 Boxberg/Baden.
www.life-coaching-europe.de oder
Bestell-Hotline: 0900 110 02 65.

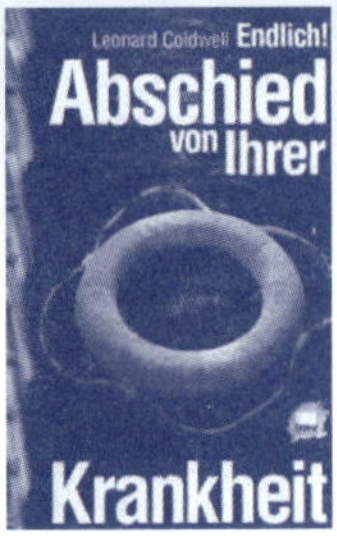

Krankheiten sind ein Luxus, den sich bald nur noch Ärzte leisten können.

Wolfram Weidner

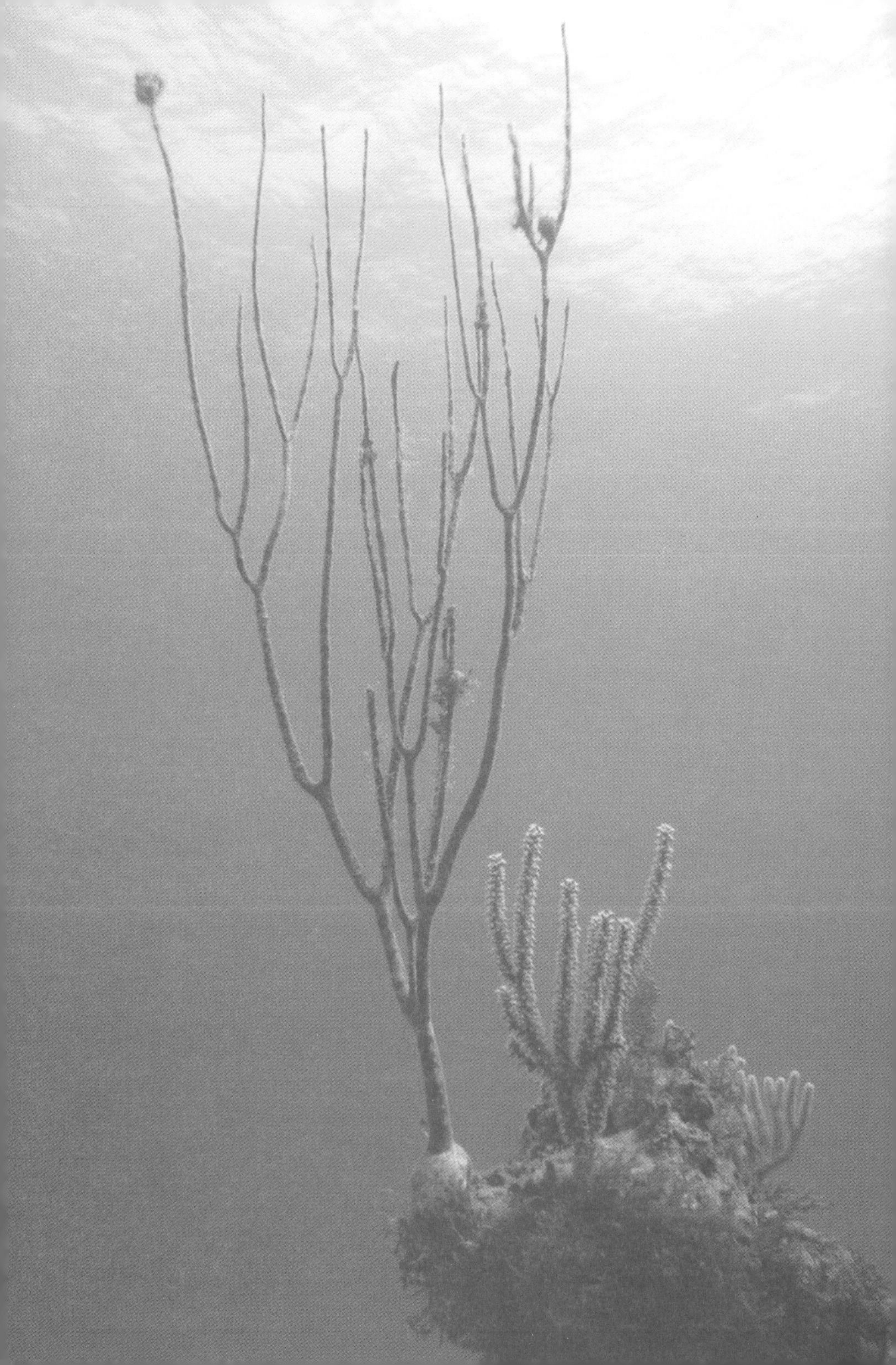

3. Was ist Gesundheit?

Gesundheit geht als Begriff weit über den Rahmen der Medizin hinaus, deren Gegenstand die Krankheit ist!

Bertelsmann-Lexikon

Gesundheit ist kein Zufallsprodukt, sondern die logische Konsequenz aus richtigem Verhalten im physischen, emotionalen, mentalen, sozialen und beruflichen Bereich.

Gesundheit basiert auf einem optimalen Energiehaushalt, und mit ausreichenden Energiemengen ist es unmöglich, krank zu werden, eine Grippe zu bekommen oder auch nur einen Schnupfen.

Aus der modernen Gesundheitsforschung wissen wir, dass der Energiehaushalt bestimmt, ob es überhaupt die Möglichkeit einer Erkrankung in unserem Körper gibt oder nicht. Krankheit ist, wie Sie nun wissen, Energiemangel beziehungsweise der Zusammenbruch des Energiehaushalts, verursacht durch Stressfaktoren, falsche Ernährung, Sauerstoffmangel und fehlerhafte oder mangelnde Bewegung.

Viele meiner Patienten, die nach Aussage von fachkundigen Ärzten nur noch wenige Monate zu leben hatten, wurden wieder vollkommen gesund und stehen heute als Referenz für die unglaublichen Möglichkeiten von Körper und Geist, als Hoffnungsträger für alle scheinbar unheilbaren, ausweglosen Fälle.

Ich habe erkannt, dass Menschen, die an einer schweren Krankheit leiden, fast immer sterben, wenn sie selbst keine Ziele mehr haben, keine Träume und Wünsche. Sie empfinden Sinnlosigkeit.

Sie bleiben nur gesund, wenn Sie selbst dafür sorgen!

Erst wenn Sie eigenverantwortlich die Kontrolle über Ihre gesundheitliche Entwicklung übernehmen und bereit sind, alles Erforderliche zu tun, was immer notwendig ist, um gesund zu werden, bleiben Sie auch gesund.

Wenn Sie sich nie wieder mit weniger Gesundheit, Vitalität, Kraft und Energie zufrieden geben, als Sie erleben könnten, beginnt ein vollkommen neuer Lebensweg, mit erhöhter Lebensqualität und Gesundheit.

Entscheiden Sie sich für lebenslange Gesundheit, für die Sie bereit sind, alles Erforderliche selbst zu tun.

Einen ersten großen Schritt dazu haben Sie bereits getan, indem Sie dieses Buch erworben haben und lesen. Darauf dürfen Sie stolz sein!

Grabe den Brunnen, bevor Du Durst bekommst!

Sprichwort aus Indien

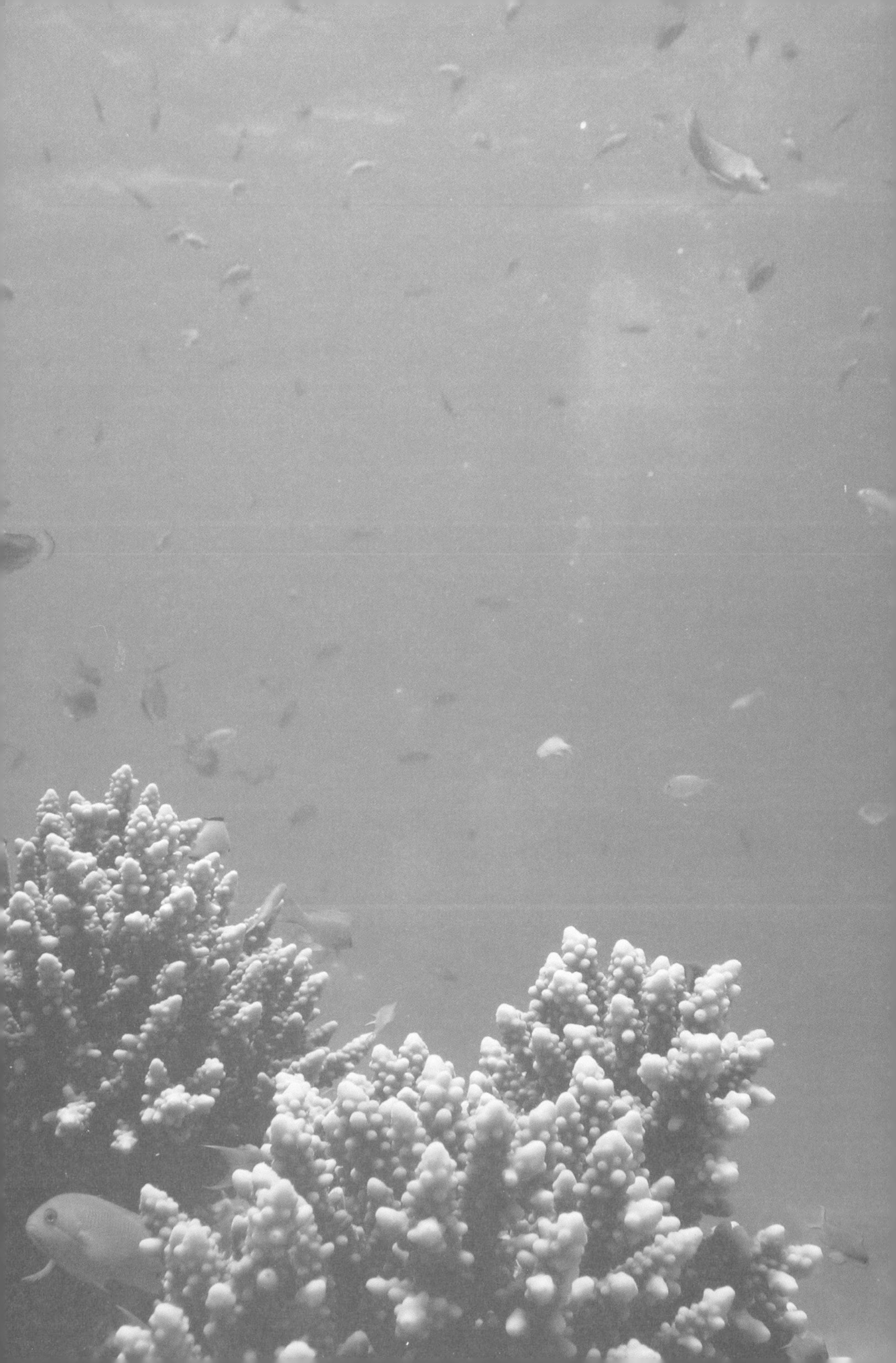

4. So einfach kann Heilung sein!

"Jede Nahrung ist Medizin, und die beste Ernährung ist die beste Medizin."

(Hippokrates, Begründer der Medizin)

Vor über 2500 Jahren verordnete der Begründer der Medizin seinen Patienten Zwiebeln, Knoblauch und Sonnenschein. Und das mit erstaunlichem Erfolg. Heute weiß jeder moderne Therapeut, das Zwiebeln und Knoblauch tatsachlich extrem erfolgreich in der Krebsverhinderung sind.

"Zwiebeln und Knoblauch enthalten Sulfur-Komponenten, die als extrem effektive Antibiotika und Antikarzinogene wirken.
Das hilft bei Pilzbefall und gegen Thrombose.
Es ist wirksamer als Penicillin."

(Prof. der Medizin Eric Block, Universität St. Louis)

Albert Schweitzer nutzte Zwiebeln und Knoblauch in Afrika, um diversen Krankheiten erfolgreich vorzubeugen.

Dr. med. Sidney Belman, Prof. für Umweltmedizin am New York Medical Center, nutzte Knoblauch erfolgreich bei der Bekämpfung von Hauttumoren.

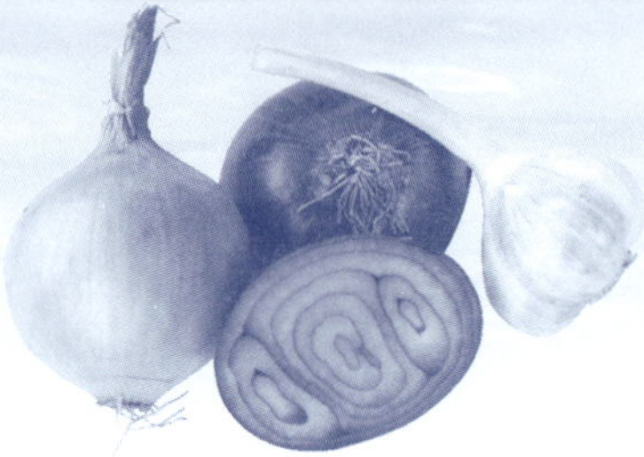

Das nationale Krebsinstitut der USA fand heraus dass Patienten mit regelmäßigem Zwiebel- und Knoblauchkonsum fast nie an Magenkrebs erkranken.

Bedenken Sie bitte, dass Medizin das Studium der Pathologie, des Todes bzw. des Sterbens ist – nicht das Studium der Gesundheit und Langlebigkeit.

Nur wenige Weltklasse-Wissenschaftler haben, wie ich es getan habe, über 30 Jahre und mehr Gesundheit und natürliche Heilung studiert.

Und noch weniger haben den Mut, ihre Erkenntnisse zu veröffentlichen. Wie z.B. Prof. Duesberg, der wissenschaftlich bewiesen hat, dass Aids nicht vom HIV-Virus ausgelöst wird, sondern von den Nebenwirkungen der Medikamente.

Das nationale Gesundheitsinstitut der USA publizierte in „USA Today", dass die Medizin nur eine Heilungsrate von 3% bei Krebs hat.

Das alternativ-medizinische Forum von Kalifornien fand mittels einer Langzeitstudie mit 11.354 Personen heraus, dass 27% aller Krebspatienten, die gar keine Therapie machen, von ganz allein wieder gesund werden.

Bedeutet das nicht auch, dass von den 27%, die von allein wieder gesund geworden wären, 24% durch die Folgen der Therapie sterben?

Fakt: Im 19. Jahrhundert hatte die Ärztevereinigung ihren Mitgliedern das Händewaschen verboten, weil angeblich niemand durch die schmutzigen Hände eines Arztes krank werden oder sterben kann.

Als 1841 **Dr. Ignaz Semmelweis** von der hohen Kindersterblichkeitsrate in Krankenhäusern alarmiert wurde, nach der Ursache zu forschen, fand sich diese natürlich in den dreckigen Händen der Ärzte.

Semmelweis ließ ab sofort alle Ärzte die Hände waschen, bevor sie von Patient zu Patient wechselten, und die Kindersterblichkeitsrate ging auf null zurück.

Die Ärztevereinigung verbot den Ärzten weiterhin das Händewaschen und drohte mit der Entziehung der ärztlichen Zulassung, wenn ein Arzt beim Händewaschen erwischt wird. Man sperrte Dr. Semmelweis in eine Nervenheilanstalt, wo er ganz zufällig "Selbstmord" verübte.

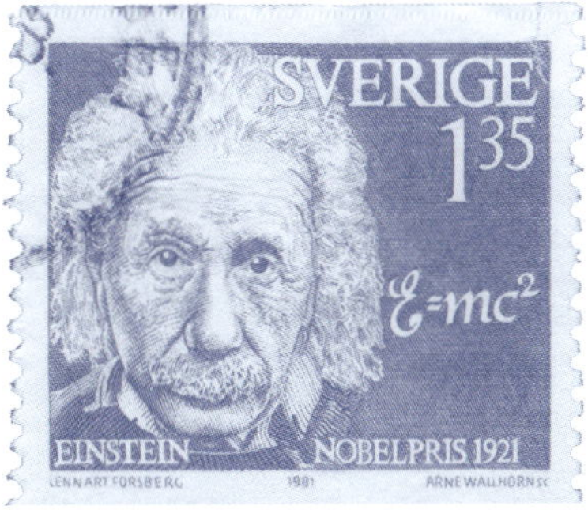

Erst als man 1880 dann das Mikroskop erfand, konnte Dr. Semmelweis rehabilitiert werden. Aber Tausende mussten bis dahin leider noch sterben.

Albert Einstein wurde von einer Gruppe bekämpft, die sich „100 gegen Einstein" nannte.

Seine Reaktion: **"Wenn die Recht hätten, würde einer genügen!"**

1903 sagte der Begründer der modernen Physik, Nobelpreisträger Max Planck: „Jede wissenschaftliche Entdeckung schafft es nur schwerlich, die Opposition nach und nach zu überzeugen! (Grund: geistige Unzulänglichkeit, Angst vor Veränderungen oder dem Unbekannten, Inkompetenz und Profit- und Machtgier).

Was wirklich passiert, ist, dass die lernunfähigen Ignoranten aussterben und die heranwachsenden Generationen mit den neuen Erkenntnissen aufwachsen."

Fakt: Vor 500 Jahren glaubte jeder, die Erde sei eine Scheibe. Nur weil alle den gleichen Schwachsinn glauben, wird es noch lange nicht wahr.

"Jede neue Erkenntnis beweist, dass die etablierten Gruppen bisher im Unrecht waren." (Theodore Boverie, Begründer der genetischen Wissenschaft)

Als das Elektroenzephalogramm (EEG) entwickelt wurde, behauptete das Establishment, dass das absoluter Unsinn sei und der Körper keine Elektrizität habe.

Dr. Robert Becker, orthopädischer Chirurg, bewies, dass, wenn Kinder sich die Fingerspitze abschneiden, und diese nicht überlappt, sie voll nachwächst.

1974 bewies **Dr. Cynthia Illingworth** von der Kinderklinik Sheffield, dass Hunderte von Fingerspitzen nachgewachsen waren.

Erlauben Sie mir die Frage: „Wie kommt es wohl, dass ständig mehr Milliarden für die Erforschung von Krankheiten und die Entwicklung von Medikamenten ausgegeben werden und trotzdem ständig mehr Menschen erkranken und sterben?

Tausende sterben jährlich an den Nebenwirkungen von Medikamenten und chemischer Anästhesie.

Dabei sind nicht mal die eingerechnet, die an falscher Medikation sterben.

Fakt ist: *die meisten biologischen Funktionen sind von Elektrizität kontrolliert. Damit das überhaupt funktionieren kann, müssen Sie die richtigen Mineralien im Ihrem Körper haben.*

Ich empfehle meinen Patienten, 4 Liter Quellwasser mit ½ Teelöffel Meersalz pro Tag sowie 3 Mal täglich 2 Kapseln Korallen-Kalzium zu sich zu nehmen. Tafelsalz ist in der Regel 1/3 Glas, 1/3 Sand und 1/3 Salz und deshalb für den Verzehr aus meiner Sicht nicht geeignet.

Jeder Mineralstoffmangel kann verheerende Folgen haben.

Ein wichtiges Basiselement für unsere Gesundheit ist deshalb die Versorgung mit wichtigen Nährstoffen: **Flüssigkeit und „lebendige“ Nahrung.**

Das bedeutet knackige Salate, frisches Obst, rohes Gemüse, denn nur frische Nahrung ist „lebendige“ Nahrung.

Alles, was über 56° C erhitzt wird, stirbt und ist vom Nährwert her gleich null. Wenn man beispielsweise etwas kocht, um es zu sterilisieren, tötet man zwar Bakterien ab, aber auch gleichzeitig sämtliche Nährstoffe.

Sie sollten grundsätzlich darauf achten, frisch gepresstes Obst, Gemüse und Salat zu sich zu nehmen und im Verhältnis mindestens 70% feuchtigkeitsreiche Nahrung (Gemüse u. Salat) und zu nur 30% trockene Nahrung (Kartoffeln, Fleisch, Fisch, Geflügel).

Der Körper benötigt Lauge, um Kohlenhydrate (Kartoffeln, Reis, Nudeln) zu verdauen, und Säure, um Proteine (Fleisch, Fisch, Geflügel oder Ei) zu verarbeiten. Wenn Sie Fleisch und Kartoffeln in einer Mahlzeit kombinieren, neutralisieren sich Lauge und Säure gegenseitig und werden zu Wasser.

Die Verdauung stoppt und die Nahrung verwest in Ihrem Körper, anstatt verwertet zu werden. Um die Giftstoffe auszuscheiden, produziert der Körper ständig neue Lauge und Säure, was den Energiehaushalt erheblich belastet.

Hier noch einige Tipps:

1. Wenn Sie unbedingt Fleisch essen müssen, dann nur in Kombination mit Gemüse und Salat, nicht, wie Sie es vielleicht gewohnt sind, mit Kartoffeln, Nudeln oder Reis.

2. Wenn Sie Kartoffeln, Nudeln oder Reis essen, dann ebenfalls mit Gemüse und Salat.

3. Obst sollte man grundsätzlich nur morgens auf nüchternen Magen essen, da Obst in Zusammenhang mit anderen Nahrungsmitteln sofort zu gären beginnt. Giftige Gase entstehen, und es kommt zu Blähungen, Unwohlsein, Schmerzen und Müdigkeit.

4. Obst als Nachtisch gegessen stellt streng genommen eine gefährliche Belastung für Ihre Verdauung dar. Beginnen Sie den Tag morgens mit Obst, so dass der Körper, der über Nacht gefastet hat, die feuchtigkeitsreiche Nahrung, den Fruchtzucker und die Vitamine positiv verwerten kann.

5. Trinken Sie möglichst frisch gepresste Obstsäfte, Gemüsesäfte oder Tafelwasser ohne Kohlensäure. Kohlensäure kann eine Nieren zersetzende Wirkung haben, und die Mineralstoffe im Mineralwasser können ohnehin vom Organismus nicht aufgenommen werden.

6. Meiden Sie Milch, so oft es geht. Die Ernährungswissenschaft hat längst nachgewiesen, dass Milchprodukte kein geeignetes Nahrungsmittel für den Menschen sind. Hierzu mehr in einem späteren Kapitel!

7. Feuchtigkeitsreiche Nahrung ist vor allem deshalb so extrem wichtig für unseren Organismus, weil unser Körper fast ausschließlich aus Wasser besteht, dass sich regelmäßig vergiftet und erneuert werden muss. Dies ist viel leichter durch eine ausreichende feuchtigkeitsreiche Ernährung möglich. Das erste Ergebnis nach einer Ernährungsumstellung nach ungefähr 14 Tagen ist unter anderem eine schöner und jünger aussehende Haut sowie eine Vervielfachung des Energiehaushaltes.

8. Vermeiden Sie Diäten! Einseitige Diäten können eine Gefahr für die Gesundheit darstellen. Wenn Sie bereits verschiedene Kuren ausprobiert haben, werden Sie festgestellt haben, dass Sie nach der Diät in kürzester Zeit wieder mehr wogen als vorher. Das liegt daran, dass der Körper sich auf evtl. wiederkehrendes Hungern bzw. Fasten vorbereitet, indem er neue Nahrung sofort speichert, um bestmöglich auf die nächste Hungerperiode vorbereitet zu sein. Außerdem verlieren Sie bei Schnelldiäten im wesentlichen Wasser und Muskelsubstanz und schädigen Ihr Herz. Sie können nur schlank werden und bleiben, wenn Sie sich richtig und ausreichend bewegen, sich vernünftig ernähren und richtig atmen und dies zu einer grundlegenden Lebensgewohnheit machen. Warum gibt es heute so viele Diäten? Wenn nur eine davon dauerhaft zum Erfolg führen würde, würde es jeder machen, und alle anderen Diätanbieter und Scharlatane wären danach pleite. Wenn Sie unbedingt der Meinung sind, abnehmen zu müssen, *funktioniert dieser Weg immer: „Hören sie auf zu essen, wenn sie noch Hunger haben."*

9. *Auch Rauchen gefährdet Ihre Gesundheit, falls es noch nicht groß genug auf der Packung steht. Doch die Tabakindustrie hat Ihre Kunden fest im Griff. In den Tabak werden Zusatzstoffe gegeben; es handelt sich um so genannte Suchtbildner. Bis zu eintausend Suchtstoffe kommen hinzu. Aber die anhaltende Suchtbildung reicht den Geldgierigen dieses Industriezweigs scheinbar noch nicht aus. In vertraulichsten Kreisen ist nun durchgesickert, dass zusätzlich das Zigarettenpapier auch noch von so manchen Zigarettenkonzernen in flüssiges Opium getaucht wird, um die Sucht zu verstärken. (Nachzulesen bei Dr. John Coleman, „Das Komitee 300")*

> *Ein leidenschaftlicher Raucher, der immer von der Gefahr des Rauchens für die Gesundheit liest, hört in den meisten Fällen auf zu lesen!*
>
> *Winston Churchill*

10. *Verbessern Sie Ihren Immunschutz um ein Vielfaches, indem Sie Ihr Immunsystem mit Vitamin A, B, C, D, E sowie Folsäure, Eisen, Selen, Zink und vor allem mit den Mineralstoffen Kalzium, Kalium und Magnesium füttern. In der Natur finden Sie diese Vitamine und Mineralstoffe in Gemüse, Salaten, Obst und – wie wir heute wissen – in den Korallen, unter Wasser vor den Inseln von Okinawa. Ergänzen Sie deshalb täglich Ihre Nahrung mit einem sinnvollen Nahrungsergänzungsprodukt, über das Sie noch einiges in diesem Buch lesen werden.*

Die meisten Menschen sterben an ihren Medikamenten und nicht an ihren Krankheiten.

Jean Molière

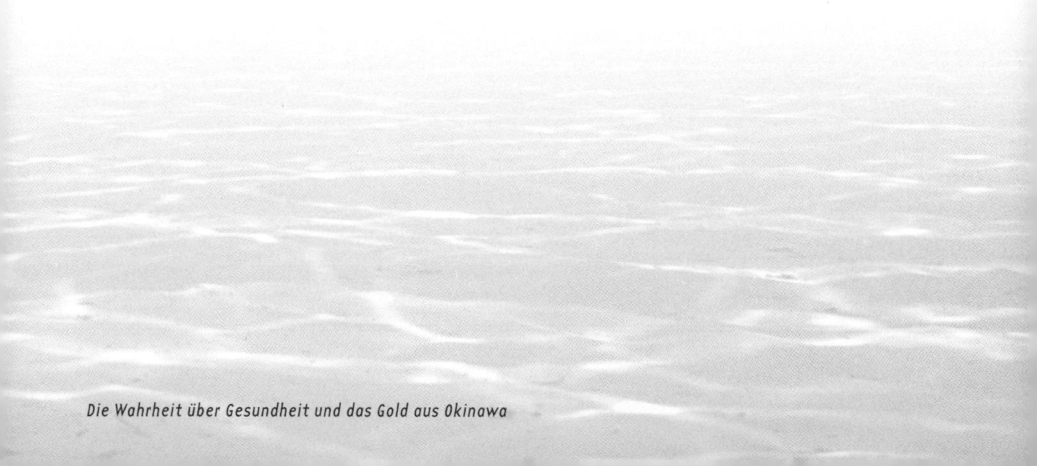

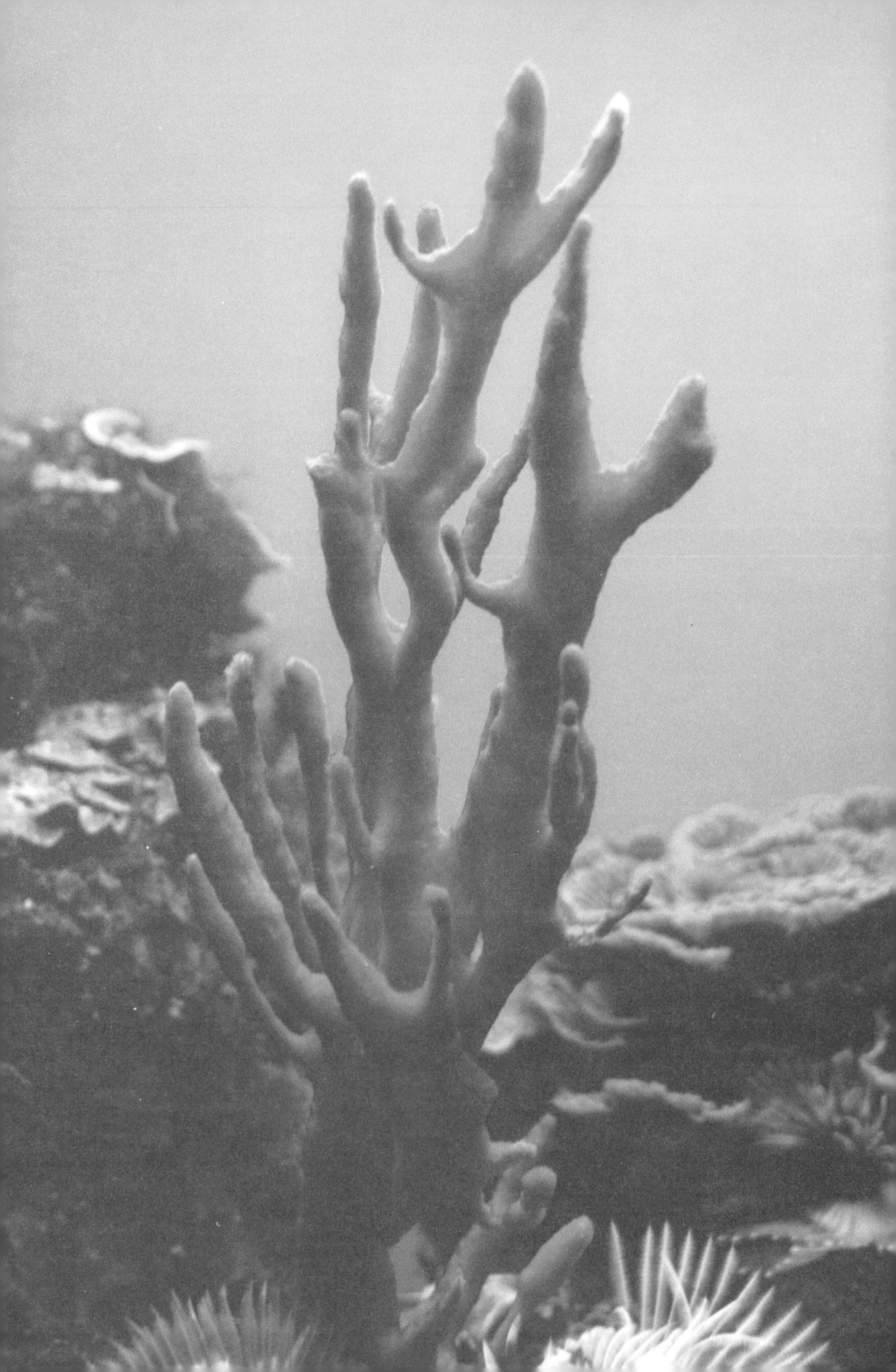

Kapitel2

Lebensgefährliche Irrtümer unserer Zeit

1. Glauben Sie nicht blind, was man Ihnen sagt!

Glauben heißt, auf etwas vertrauen,
von dem du weißt, dass es nicht existiert.

Mark Twain

Nur weil es alle tun oder glauben, muss es noch lange nicht richtig sein. Resultate allein zählen, und dann stellt sich noch die Frage: Haben die so genannten Experten die Resultate, die die meisten Alternativ-Mediziner vorweisen konnen? **Niemals!**

Die herkömmliche Medizin funktioniert nicht, das ist der Grund dafür, dass es ständig neue Krankheiten und immer mehr Krankheits-Tote gibt. Die meisten neuen Krankheiten werden nach Meinung zahlreicher Wissenschaftler durch die Nebenwirkungen von Medikamenten und Impfungen erzeugt. So hat zum Beispiel der HIV-Virus extreme Ähnlichkeit mit den schwarzen Pocken, und so manche Wissenschaftler vermuten, dass es sich um ein Nebenprodukt der Pockenschutzimpfung handelt.

Nahezu jeder erfolgreiche Wissenschaftler wurde zuerst von den etablierten Fachidioten und den geldhungrigen und machtbesessenen Gruppen als Quacksalber, Kurpfuscher etc. betitelt und von diesen hysterisch bekämpft.

Hier nur ein kurzer Auszug:

- Dalton, der Begründer der Atomtheorie
- Dr. Ignas Semmelweis, Begründer der Hygiene
- Louis Pasteur und Joseph Lister, die Begründer der Bakterien-Theorie.
- Nobelpreisträger Albert Einstein, der bekannteste Wissenschaftler des 20. Jahrhunderts
- Max Planck, Begründer der modernen Physik
- Otto Warburg, zweifacher Nobelpreisträger
- Robert O. Becker, Begründer der Elektrochemie
- Linus Pauling, zweifacher Nobelpreisträger

Jeder, der die Wahrheit sagt, muss damit rechnen, als umstritten bezeichnet zu werden.

Und auch mir ging es jahrelang ähnlich, als Begründer der Ursachentherapie, sowie zahllosen Genies mehr.

Wir alle sind sehr stolz auf unsere Unfall- und Notfallärzte und die unglaublichen Möglichkeiten der Therapie, aber wir alle müssen die bisherige, offensichtlich nicht funktionierende medizinische Therapie überdenken.

Die einzige Lösung ist, dass es freie Therapie- und Therapeutenwahl gibt. Ohne Begrenzungen und absurde Gesetze.

"Wer heilt, hat Recht!"

Selbst moderne Ärzte, die erkannt haben, dass sie etwas ändern müssten, können dies nicht, denn wenn sie nicht nach gesetzlichen Vorgaben tätig sind, wird ihnen die Zulassung entzogen.

Die schlimmsten Krankheiten der heutigen Zeit sind: Diabetes, Herzerkrankungen und Krebs.

Bei all diesen Erkrankungen hat die Schulmedizin kläglich versagt. Ständig erkranken mehr an diesen Krankheiten, und ständig steigt die Sterberate.

Dass 60% aller Patienten Hilfe bei alternativen Therapien suchen und finden, sollte doch genug Anregung zum Nachdenken geben.

Die Krebsrate war:

1900	3%	
1950	20%	
2000	56%	
2020	72%	(offizielle Schätzung)

Dazu werden wir heute von Krankheiten geplagt, die es vor zwei Generationen noch gar nicht gab, wie z.B. Alzheimer. Allein fünf Millionen Amerikaner sind daran erkrankt. Ich glaube, Medizin ist eine Religion und keine Wissenschaft, da sie sich aus meiner Sicht nur auf Glauben und nicht auf wissenschaftliche Fakten bezieht.

Aus diesem Grund fordere ich Sie hiermit auf, ab sofort nicht mehr einfach nur zu glauben. Ich liefere Ihnen Fakten, die zur traurigen Realität geworden sind. Die Wahrheit wird verschleiert, die Menschen werden für dumm verkauft. Und, sofern Sie überhaupt noch stark genug sind, weiterzulesen, muss ich Sie jetzt schon vorwarnen: **„Es kommt noch dicker."**

Beginnen Sie jetzt, diese Situation zu ändern, indem Sie sich nichts mehr erzählen lassen, sondern Ihr Leben ab sofort selbst in die Hand nehmen. Es geht um Ihre Gesundheit, es geht um Ihr Leben. Hören Sie nicht auf das, was Ihnen die Medien tagtäglich vorgaukeln! Sie wissen nun, dass unsere Pharma-Industriellen zuerst Millionen an Werbegeldern ausgeben, um Ihnen Produkte zu verkaufen, mit denen sie dann Milliarden-Umsätze machen. Ich spreche von Produkten, die künstlich hergestellt wurden, von teurer Chemie, deren Wirkung Sie von der Natur kostenlos bekämen. Hören Sie nicht mehr auf Institutionen, Ärzte, Pharmakologen oder andere geldgierige oder finanziell abhängige Scharlatane.

Laut einer Studie in den USA sterben jährlich mehr als 243.000 Menschen an rezeptpflichtigen Medikamenten, während weitere zwei Millionen so schwere Nebenwirkungen erleiden, dass Sie dauerhaft behindert sind oder stationär im Krankenhaus behandelt werden müssen.

Auch die Lüge, dass Cholesterin schlecht und schädlich ist, wird von Medizin-Professor Dr. med. Walter Hartenbach eindeutig widerlegt, wie Sie in einem späteren Kapitel noch genauer nachlesen können. (Siehe auch sein Buch: „Die Cholesterin-Lüge). Sie sterben an zu wenig Cholesterin, nicht an zu viel! Alle Körperzellen werden zu über 80% aus Cholesterin gebildet. Lebenswichtige Hormone wie z.B. Adrenalin ebenfalls. Sie brauchen Cholesterin für fast jede Körperfunktion. Ernährung hat überhaupt keinen bleibenden Einfluss auf Ihren Cholesterinhaushalt, so Prof. Dr. Walter Hartenbach.
Wenn Sie jetzt die Entscheidung treffen, Ihr Leben selbst in die Hand zu nehmen, haben Sie bereits gewonnen. Denken Sie einfach in Ruhe darüber nach, wie schlau es ist, sich gesundheitlich von jemandem beraten zu lassen, der an Ihrer Krankheit verdient.

Krankheiten befallen uns nicht aus heiterem Himmel, sondern entwickeln sich aus täglichen Sünden wider die Natur. Wenn sich diese gehäuft haben, brechen sie unversehens hervor.

Hippokrates, beruhmter griechischer Arzt

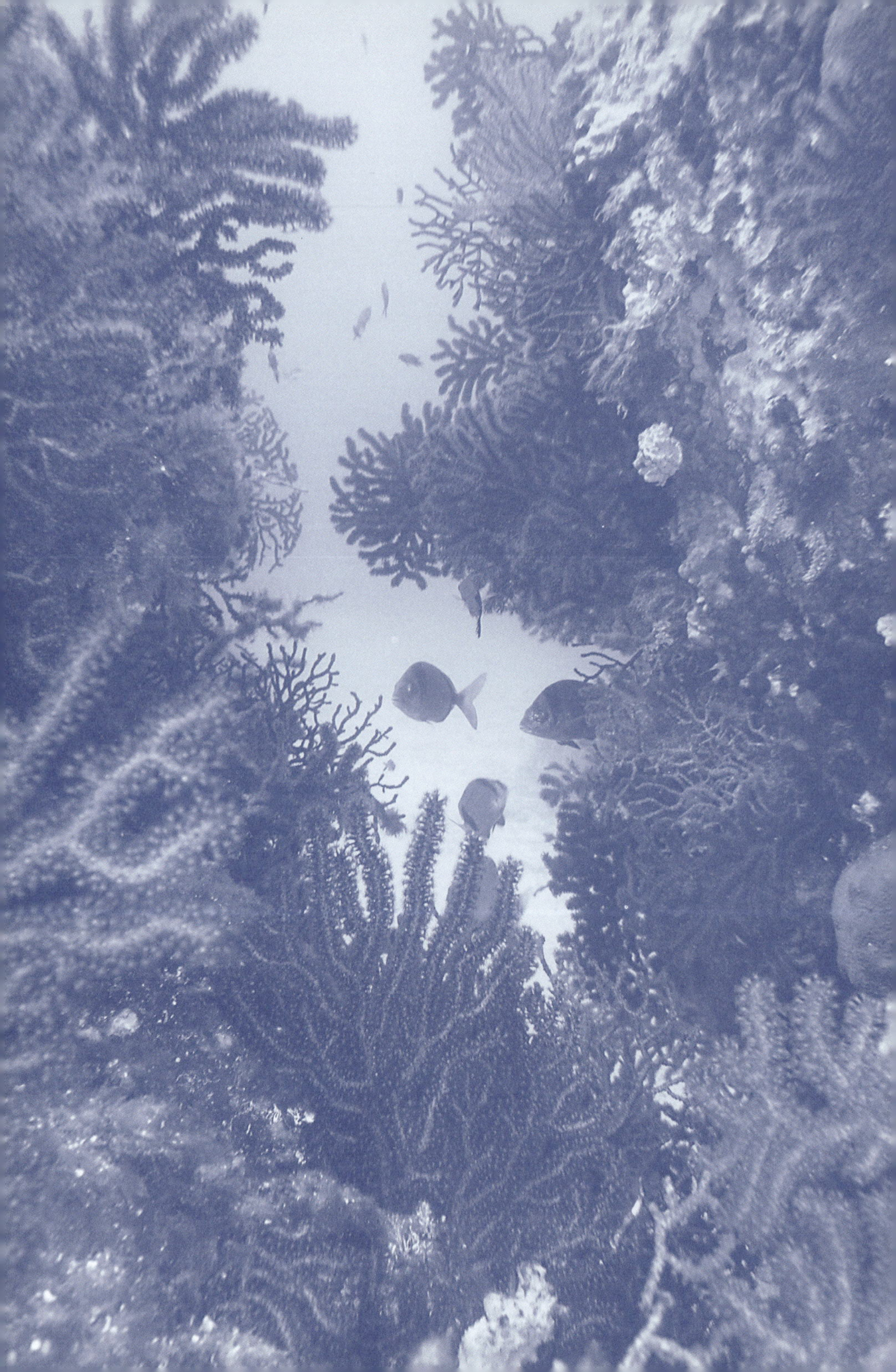

2. Die Sonnen-Lüge!

Eine halbe Wahrheit ist
nie die Hälfte einer ganzen.

Karl Heinrich Waggerl

Sonne verursacht keinen Hautkrebs, Falten oder vorzeitiges Altern!

Sich sonnen ist das Beste, was Sie für Ihre Gesundheit tun können.

Sonne hat noch niemals Hautkrebs erzeugt, sondern tut dies lediglich bei schon erkrankten Personen mit großen Ernährungsdefiziten, Albino Haut oder Alkohol- bzw. Drogenproblemen. Also Menschen, die sowieso irgendeinen Krebs bekommen würden, durch die Unfähigkeit des Immunsystems, unter diesen erschwerten Bedingungen effektiv arbeiten zu können.

Australien wird immer als Gefahrenherd für Sonne im Zusammenhang mit Hautkrebs dargestellt.

Welche Logik steckt hinter diesem absurden Vergleich? Wenn Sie wüssten, wie die Australier leben und wie viele Menschen dort extreme Alkoholprobleme haben und selbst während der Schwangerschaft auf Alkoholverzicht und gesunde Ernährung keinen Wert legen, dann wissen Sie, warum die Haut der Australier sich nur schwer gegen Hautkrebs schützen kann.

Sonne lässt Ihre Haut aufblühen, lässt Sie jünger und gesünder aussehen, weil Sie es dann auch sind.

Keine Pflanze wächst ohne Sonne, jedes Tier wird krank bei Sonnenmangel.

Die Haut- und Knochenkrebs- und Osteoporose-Erkrankungen bei schwarzhäutigen Amerikanern ist 400% höher als bei weißhäutigen Sonnenanbetern.

Moslem-Frauen, die sich ständig mit Tüchern verhüllen müssen, haben die höchste Haut- und Knochenkrebsrate der Welt.

Die Personen, die Sonnenschutzcreme benutzen, haben eine 76% höhere Krebsrate als die, die ihre Poren nicht verschmieren.

So genannte Sonnenallergien sind meist Allergien gegen die Konservierungsstoffe in der Sonnencreme oder Reaktionen auf das Verkleben der Poren und die Verhinderung der notwendigen Photosynthese. So sieht es die US-RRB-Forschung. Sie brauchen nach Meinung der Experten für Ihre Gesundheit „Sonnenlicht ungehindert" auf Ihrer Haut. Sonnenschutzmittel sind nach Meinung vieler Wissenschaftler ein wesentlicher Grund für Hauterkrankungen.

Auch hier stehen Interessen einer Multi-Millionen-Kosmetik-Branche im Vordergrund, denn an Sonnenlicht alleine ist nichts verdient.

Ich selbst bin mein ganzes Leben lang immer gut gebräunt und habe noch nie irgendwelche Sonnenschutzmittel benutzt. Ich bin, und das kann ich Ihnen garantieren, hautkrebsfrei und werde es auch bleiben.

Sonne und frische Luft heilen.

Sonne ist der natürliche Nährstoff der Erde.

Hippokrates sagte: "Sonnenschein und frische Luft müssen als gute Nahrung angesehen werden."

Frische Luft bedeutet negativ geladene Luft, wie sie es nach einem Regen ist. Wenn frische Luft den Körper mit Elektronen „badet", wird der Körper biochemisch aktiviert, was in einem guten Gefühl resultiert.

Sonnenlicht produziert im Körper ein biochemisches Produkt, das durch Photosynthese entsteht: Inisotol.

Triphosphat (INSP-3), ein aktives Vitamine/Kalzium abgebendes Element.

Die Blutadern sind so dicht unter der Haut, damit das Sonnenlicht das Blut erreichen und so Hämoglobin erzeugt werden kann – den Stoff im Blut, der den Sauerstoff trägt, so wie das Chlorophyll in den Pflanzen.

Mittlerweile gibt es eine Wissenschaft, die auf Sonnenlicht aufgebaut ist und Photobiologie genannt wird.

Mangel an Sonnenlicht unterstimuliert die Hirnanhangdrüse und somit die Nebenschilddrüse, was den Körper dazu veranlasst, Kalzium aus den Knochen abzuziehen, was dann zu der so gefürchteten Osteoporose führt.

So wissen wir heute, dass schon das Planen und Bauen sonnendurchfluteter Häuser helfen kann, Krankheiten vorzubeugen und unser Wohlbefinden zu steigern. Sonnenlicht kann dabei helfen, viele weit verbreitete und oft tödliche Krankheiten wie Brustkrebs, Herzerkrankungen, Multiple Sklerose und Osteoporose zu verhindern und zu heilen!

Auch begünstigen sonnige Krankenhauszimmer die Behandlung von klinisch Depressiven in besonderem Maße.

Wussten Sie, dass vor dem Zeitalter der Antibiotika Sonnenlicht erfolgreich eingesetzt wurde, um das Heilen von Wunden zu beschleunigen?

Cortison entfaltet seine Wirkung nur deshalb, weil es nach dem Auftragen auf die Haut diese dünner und somit lichtdurchlässiger macht.

Große Körperpartien nur dem intensiven Sonnenlicht auszusetzen, erwies sich in verschiedenen Studien als ein Mittel, um hohen Blutdruck wirkungsvoll um bis zu 40 mm Hg (Quecksilbersäule) zu senken, einen abnorm hohen Blutzuckerspiegel, wie er bei Diabetes vorkommt, abzusenken, den Cholesterinspiegel im Blut zu senken und die Zahl der weißen Blutkörperchen zu erhöhen, insbesondere der Lymphozyten, die weitgehend für die Widerstandsfähigkeit des Körpers gegenüber Krankheiten verantwortlich sind.

Ebenso sind mittlerweile mehrere renommierte Wissenschaftler der Meinung, dass Sonnenlicht die Fähigkeit des Blutes, Sauerstoff zu transportieren und das Körpergewebe damit vermehrt zu versorgen, verbessert. Eine bedeutsame Erhöhung des Sauerstoffgehaltes im Blut ist in mehreren Tests nach nur einer einzigen Bestrahlung mit ultraviolettem Licht nachgewiesen worden. Dieser Effekt hält mehrere Tage lang an.

Eine Untersuchung an Studenten der Universität von Illinois setzte die Hälfte der Studenten eines Sportkurses ultravioletter Bestrahlung aus. Das Experiment ging über zehn Wochen, und am Ende des Tests hatte die Gruppe, die eine ultraviolette Bestrahlung erhalten hatte, ihre körperliche Leistungsfähigkeit in einem Standardtest um 20% erhöht, während die Gruppe, die keine ultraviolette Bestrahlung erhalten hatte, ihre Leistungsfähigkeit nur um 1% gesteigert hatte. Die Gruppe mit ultravioletter Bestrahlung hatte nur halb so viele Erkältungen, und ihr Blutdruck zeigte eine deutliche Senkung. Die Gruppe mit der ultravioletten Bestrahlung zeigte mehr Interesse an der Arbeit in der Klasse und nahm regelmäßiger am Unterricht teil. Ihr genereller Eindruck war, dass sie durch die Bestrahlung eine große Hilfe erhalten hatten.

Also, lassen Sie sich ab sofort keine Märchen mehr erzählen! Wenn schon Medizinmänner vor Jahrtausenden ihre Kranken auf den höchsten Gipfel eines nahe gelegenen Berges gebracht haben, um diese der Sonne näher zu bringen, sie so schneller heilen zu lassen und dies mit großem Erfolg, frage ich mich, welche Interessen dahinter stehen, wenn man Ihnen heute erzählt, dass Sonne Krebs erzeugt, Sie faltenreich und alt aussehen lässt?

Sie werden es vermutlich ahnen...

Ich bin seit über 40 Jahren immer extrem gebräunt und habe niemals Sonnenschutzmittel benutzt! Ich habe und bekomme auch keinen Hautkrebs!

Die Sonne ist die Universalarznei aus der Himmelsapotheke.

August von Kotzebue

3. Über Salz, Jod, Fluor und Aspartam!

*Eine Lüge ist bereits dreimal
um die Erde gelaufen,
bevor sie sich die Schuhe
der Wahrheit anzieht.*

Mark Twain

Essen Sie Salz!

Es hat bis heute keine wissenschaftliche Studie oder Beweise dafür gegeben, dass Salz schädlich ist, den Blutdruck steigen lässt oder fett macht. Irgendein Ignorant hat den Unsinn einmal behauptet, und alle anderen haben einfach bei ihm abgeschrieben. Lediglich Tafelsalz und Jodsalz sind schädlich, wie bereits erwähnt, aber nicht Meersalz oder natürliches, reines Salz!

Das Gegenteil zu dem, was uns tagtäglich erzählt wird, ist also auch hier der Fall. Salz (ohne Jod- und Fluorid-Zusätze) ist lebenswichtig und essenziell für unsere Ernährung. Salzmangel kann katastrophale Folgen für unsere Gesundheit haben.

Salz ist mengenmäßig der wichtigste Mineralstoff in der menschlichen Ernährung. In gelöster Form liegt Kochsalz in Form von positiv geladenen Natrium- und negativ geladenen Chlorid-Ionen vor, die eine lebenswichtige Rolle für den Wasserhaushalt, das Nervensystem, die Verdauung und den Knochenaufbau spielen.

Der Körper eines Erwachsenen enthält etwa 150-300 Gramm Salz und benötigt täglich drei bis fünf Gramm zum Ausgleich des Verlusts durch Schwitzen und Ausscheidungen (bei starkem Schwitzen oder einigen Erkrankungen bis zu 20 Gramm).

So kann Speisesalz auch Wadenkrämpfe beim Sport verhindern.

Salz ist nach Wasser sicher das wichtigste Lebensmittel. Die Salzmenge im menschlichen Körper wird durch Hormone kontrolliert und nahezu konstant gehalten. Ist der Salzgehalt zu hoch, wird durch Flüssigkeitsausstoß überschüssiges Salz ausgeschieden, womit ein nicht unerheblicher Verlust an Wasser verbunden ist. Die Folge ist ein instinktiv ausgelöster Durst. Lediglich ein ständiger Missbrauch von extrem hohen Mengen steigert so die Wassermenge im Körper und damit das Gewicht und kann zu einer Schädigung der Nierenfunktion führen. Im Gegenzug wirkt sich der Konsum von weniger als zwei Gramm Salz täglich negativ aus, da die geringe Salzkonzentration im Körper des Betroffenen jedes Durstgefühl stoppt und so zu einer Austrocknung führt.

> Auf Gold kann man verzichten,
> nicht aber auf Salz.

Cassidor, Schriftsteller und Gelehrter
zwischen 487 und 580 n.Chr.

Essen Sie kein Jod und kein Jodsalz!!!

Lt. wissenschaftlichen Untersuchungen wurde in Gebieten ohne direkten Meereszugang ein Mangel an Jod festgestellt. Das ist mitunter der Grund, warum Jod dem Salz hinzugefügt wurde.

Jod erzeugt eine seelisch und körperlich empfundene Angst. Der Mensch wird hyperaktiv, er ist ständig in Bewegung. Sobald der Mensch versucht, ruhig zu werden, kommt die Angst hoch. Unsere Schilddrüse liefert Jod, das in geringen Mengen für verschiedene Stoffwechselvorgänge erforderlich ist. Sie stellt es also selber her.

Wie so oft im Leben werden in der Öffentlichkeit Ursache und Wirkung missverständlich definiert.

Nitrat aus Lebensmitteln und Trinkwasser verhindern die Aufnahme von Jod. Anstatt dass also die Forschung Ihre Mittel einsetzt, um die Ursachenforschung und Beseitigung zu hoher Nitratwerte in Angriff zu nehmen, was letztendlich auch die Zahl der Krebserkrankungen senken würde, wird hier versucht, den Ausgleich mit Jodierung in der Ernährung wieder wettzumachen. Unglaublich.

Erstaunlich ist auch, dass die WHO (Weltgesundheitsorganisation) 200 Mikrogramm Jodzufuhr täglich nicht zu überschreiten empfiehlt, und die Deutsche Gesellschaft für Ernährung hält 1.000 Mikrogramm, bei lebenslänglicher täglicher Einnahme, für akzeptabel.

Was für ein Spiel wird hier wirklich gespielt? Möglicherweise beginnen Sie spätestens jetzt daran zu zweifeln, dass man Ihnen mit all diesen Empfehlungen Gutes tun will.

Jod löst eine Reihe von schwer zu behandelnden Krankheiten aus, was sich bei Allergikern schon in ganz geringen Spuren bemerkbar macht. Sehen Sie in der Fachliteratur einmal genauer hin, finden Sie Jodallergien, Jodakne, Jodasthma, Hyperthyreose, Schlafstörungen, Ruhelosigkeit, Impotenz, Nierenkoliken, Haarausfall – um nur einige Krankheiten aufzuführen.

Die Zugabe von Jod zum Speisesalz könnte für den Rückgang von Spermien in der männlichen Samenflüssigkeit verantwortlich sein. Diese These vertreten amerikanische Forscher laut einem Bericht im New Scientist. Die Wissenschaftler waren der Frage nachgegangen, warum die Anzahl der Spermien bei US-Amerikanern um das Jahr 1960 herum stark gesunken ist. Die damals untersuchten Männer seien kurz nach dem Jahr 1924 geboren, sagen die Forscher. In genau diesem Jahr wurde das jodierte Speisesalz in den USA eingeführt. Um ihre These zu überprüfen, fütterten die Forscher Ratten mit jodhaltigem Futter. Männliche Tiere, deren Mütter jodfrei ernährt wurden, entwickelten nicht nur größere Hoden, sondern produzierten auch deutlich mehr Spermien. Dieser Trend verstärkte sich noch, wenn mehrere Generationen von Ratten jodfrei ernährt wurden.

Woher kommt eigentlich das Jod, das unter die Leute gebracht wird? Es kommt erstens aus chilenischen Salpetergruben, und zweitens wird es aus Sondermüll wie Druckfarben, Katalysatoren, Röntgenkontrast- und Desinfektionsmitteln recycelt. Na dann, guten Appetit!

Wenn man sich wirkungsvoll
vor Krebs schützen will,
sollte man auf jede Art jodierter
Lebensmittel verzichten.

Freie Medizin – Journalistin Dagmar Braunschweig-Pauli

Der Wahnsinn mit dem Fluor!

In deutschen Lexika finden Sie unter dem Begriff Fluor im Zusammenhang mit Stoffwechsel und Ernährung etwa folgenden Eintrag: „Fluor in der Form des Anions Fluorid stimuliert das Knochenwachstum u. wirkt beim Aufbau des Zahnschmelzes mit, wodurch die Widerstandsfähigkeit gegen Karies erhöht wird. Der Bedarf des Spurenelements Fluor liegt bei ca. 1,5-4,0 mg/Tag. Fluorid ist besonders in Kartoffeln, Milch, Fisch und Walnüssen vorhanden."

Lassen Sie uns auch dieser Sache mal etwas näher auf den Grund gehen:

Fluoride sind seit langem als starke Enzym-, Zell- und Speichergifte bekannt und belasten insbesondere Nieren, Leber, Herz (Enzymblocker im Herzmuskel) und Skelett. Außerdem können Sie das zentrale Nervensystem angreifen, wie seit amerikanischen Untersuchungen im Jahre 1944 anlässlich der Urananreicherung für die Herstellung von Atombomben bekannt ist.

Fluorid ist ein Gift! Es wird aufgrund seiner Giftigkeit auch für die Herstellung von Schädlingsbekämpfungsmitteln verwendet (z.B. Fungizide) sowie zur Holzimprägnierung und zur Desinfizierung von Brauerei- und Destillationsanlagen.
Fluor wurde zuerst als Rattengift und Insektenvertilgungsmittel eingesetzt, um dann später, nach Erfindung des Fluormangels und Definition von Fluor durch von der Pharmaindustrie gesponserte Ärzte als notwendigem Nährstoff, als Fluorid für den gewinnbringenden Absatz der in der Aluminium-, Stahl- und Düngemittelindustrie in riesigen Mengen entstehenden Fluorabfälle zu sorgen.
Angeblich zum Reinigen von Wasser haben die Aluminiumhersteller ihren Abfall in unserem Trinkwasser entsorgt. Zusätzlich wird aus diesem Industriemüll Zahnpasta hergestellt.

Fluor, vom Menschen eingenommen, verzeichnet eine Verlangsamung und schleichende Wirkung. Deshalb sind auch Ursachen und Wirkung relativ schwierig im direkten Zusammenhang zu erkennen. *Heute ist nicht mehr kontrollierbar, in welche Nahrungsmittel fluoridiertes Salz hineinkommt und wie viel man davon wirklich aufnimmt. Insofern sind unserer Meinung nach jegliche Empfehlungen einer Tagesdosierung absolute Volksverdummung.*

Von vielen unabhängigen Wissenschaftlern werden Fluoride in Zusammenhang mit Krebs gebracht. Die Fruchtbarkeit bei Frauen und die Zeugungsfähigkeit bei Männern wird herabgesetzt. Dies konnte auch durch umfangreiche Tierversuche bewiesen werden.

Nachgewiesen ist ebenfalls eine höhere Sterblichkeit bei Herz-, Kreislauf-, Nieren- und Krebskranken nach der Einführung der Trinkwasser-Fluoridierung.

Fluor finden Sie häufig als Zusatz in „Tabletten!" (sie ahnen schon..) und natürlich im Trinkwasser, in Zahnpasten und im Speisesalz! Die Einführung von Fluor ist seit mehr als 30 Jahren sehr umstritten und ist nicht das Ergebnis einer medizinischen Forschung, sondern der Interessengemeinschaft verschiedener Industriezweige nachzusagen. Hier tritt vor allem die Zuckerindustrie in Erscheinung, die ein Mittel suchte, wodurch Zahnkaries verhütet wird, ohne dass der Zuckerkonsum dadurch herabgesetzt werden muss.

In einem Aufsehen erregenden Artikel schreibt Dr. Harvey Petraborg, Aitkin/Minnesota, USA „Die Trinkwasser-Fluoridierung als gutes Geschäft?": *„...1950 saßen die Aluminium- und Stahlindustrien Amerikas auf großen Mengen unabsetzbarer Fluorverbindungen. Eine Zeit lang konnten sie diese Abfälle loswerden, indem sie diese in Flüsse leiteten. Doch im Dezember 1950 wurde die Aluminiumindustrie nach einem großen Fischsterben, entstanden durch Na-*

triumfluorid im Columbiafluss, zu einer hohen Strafe verurteilt. Sie mussten neue Verwendungen für ihre Fluoridabfälle finden, die sich täglich anhäuften. Ein Teil davon ließ sich für Ratten- und Insektenvertilgung absetzen; aber das war zu wenig und löste das Problem nicht."

Deshalb sollte anstatt einer teuren kostenpflichtigen Entsorgung ein genialer Einfall dazu führen, dass diese Entsorgung künftig sogar weltweit Geld in die Kassen gleich mehrerer Industriezweige spült.

Aus diesem Grund finden Sie Fluor heute in unserem Leitungswasser, in der Zahnpasta, in Tabletten, die Ihnen die Pharmaindustrie auftischt, im Speisesalz in Verbindung mit Jod. Alles in so geringen Mengen, dass die Auswirkungen erst zeitversetzt zum Tragen kommen. Schleichend, wie Sie bereits wissen. Manchmal nach Monaten oder Jahren.

Fluor ist etwa zweimal so giftig wie Arsen! Die Menge macht´s! Alleine wegen dieser Informationen hat sich hoffentlich die Lektüre dieses kleinen Buches schon gelohnt. Wenn es Menschen gibt, die Ihnen wichtig sind, sagen Sie es weiter.

Aber glauben Sie mir nicht – forschen Sie selbst nach! Es gibt gute Bücher zu diesen Themen, die alle Hintergründe wesentlich deutlicher und intensiver beschreiben. Das Internet ist voll mit guten und seriösen Berichten zu diesen Themen, die natürlich von einer mächtigen Zielgruppe als „falsch" bzw. „unwahr" bezeichnet und heruntergeredet werden. Aus gutem Grund...!

Allein mit gesundem Menschenverstand und etwas Hintergrundwissen ist es jedoch leicht, in Zukunft bessere Entscheidungen zu treffen.

Wenn Sie gesünder leben wollen, hüten Sie sich künftig davor, Leitungswasser zu trinken! Trinken Sie lieber natürliches Mineralwasser „ohne" Kohlensäure!

Suchen Sie sich im Handel Zahnpasta ohne Fluorid-Zusätze. Die meisten Menschen verwenden wie selbstverständlich fluoridierte Zahncremes. Das Fluor härtet den Zahnschmelz und kann damit Karies vorbeugen, wird uns in der Werbung erzählt. Jedoch werden nicht nur die Zähne, sondern auch Knochen und Gewebestrukturen gehärtet. Dies führt vor allem bei älteren Menschen zu brüchigen Knochen mit der Folge, dass sich auch leichte Stürze mitunter fatal auswirken. Ältere Menschen sollten also keine fluoridierten Zahncremes verwenden.

Essen Sie kein Jod – und kein Jodsalz mit Fluorid-Zusätzen.
Auf ein langes und gesundes Leben!

Eine Lüge ist wie ein Schneeball.
Je länger man ihn wälzt, desto größer wird er!

Martin Luther

Aspartam

Aspartam ist der Ersatzstoff für Zucker. In den USA weisen mehr als 9.000 Produkte, in Europa alleine mehr als 4.000 diese synthetische Droge auf. Aspartam ist in unterschiedlichsten Lebensmitteln vorhanden, wie z.B. in vielen Erfrischungsgetränken, Biermischgetränken, Tafelsüßstoffen, Joghurts, Kaugummi, Süßwaren, Dessertmischungen und Speiseeis. Um nur einen kleinen Auszug zu nennen.

Aspartam enthält Methanol, das bei 25° Celsius zu Formaldehyd wird, ein starkes Zellgift.

So wird verständlich, warum Aspartam das Gehirn und den Sehnerv zerstört. Zusätzlich löst es Nervenkrankheiten aus, die fälschlicherweise für Multiple Sklerose (MS) gehalten werden.
Aspartam ist eines der gefährlichsten Substanzen, die jemals als „Lebensmittel" auf die Menschheit losgelassen worden sind und unter unterschiedlichsten Namen wie z.B. „NutraSweet", „Equal", „Spoonful" und „Equal-Measure" in den Handel und in die Lebensmittel kommt.
James Schlatter, ein Chemiker der Firma G.D. Searle Company, entdeckte es 1965 per Zufall, als er eine Droge gegen Geschwüre getestet hat.
Wie im Februar 1994 vom Department of Health and Human Services berichtet wurde, sind 90 verschiedene **Symptome** dokumentiert, die **von Aspartam verursacht** werden, unter anderem:
Kopfschmerzen/Migräne, Schwindelgefühle, Anfälle, Übelkeit, Starrheit, Muskelkrämpfe, Gewichtszunahme, Hautausschläge, Depression, Müdigkeit, Reizbarkeit, Schlaflosigkeit, Sehschwierigkeiten, Hörverlust, Herzklopfen, Herzrhythmusstörungen, Atmungsschwierigkeiten, Beklemmungen, undeutliche Aussprache, Geschmacksverlust, Tinnitus, Schwindelanfälle, Gedächtnisverlust und Gelenkschmerzen, um nur einige zu nennen.

Außerdem können folgende ***chronische Krankheiten*** *durch die Einnahme von Aspartam ausgelöst oder verschlimmert werden: Gehirntumore, Multiple Sklerose, Epilepsie, chronische Müdigkeit, Parkinson, Alzheimer, geistige Behinderung, Lymphgefäßerkrankungen, Geburtsfehler, Blutgerinnungsstörungen, Gefäßerkrankungen und Diabetes.*

Aspartam verändert den Stoffwechsel der Hirnnervenzellen. Dies führt zu epilepsieähnlichen Erscheinungen. Parkinson-Kranke haben einen verminderten Dopamingehalt, der durch Aspartam zusätzlich gesenkt wird. Aspartam wurde ursprünglich als Mastmittel entwickelt, weil es das Sättigungszentrum im Gehirn außer Funktion setzt.

Aspartam ist ***KEIN*** *Diätprodukt, sondern es fördert die Fettablagerung. Das Formaldehyd wird in den Fettzellen gespeichert. Als mehrere Patienten den Rat ihres Arztes befolgten, das Aspartam zu meiden, verloren diese 9 kg Fett. Zwar streiten die offiziellen Behörden ab, dass Aspartam das Sättigungsgefühl unterdrückt bzw. verhindert, aber in vielen Futtermitteln in der Viehzucht oder Milchproduktion wird Aspartam als Appetitanreger beigemischt.* ***Kommen daher die ganzen unnötigen Kilos der zivilisierten Bevölkerung?***

Auf den Punkt gebracht: Hören Sie einmal Aspartam-Geschädigten zu oder z.B. Diplomabsolventen, Ärzten und Wissenschaftlern, die nicht einer Aspartam-Interessengemeinschaft angehören und die sich mit diesem umfangreichen Thema etwas eingehender und kritischer beschäftigt haben, werden Sie Ihren Ohren nicht trauen.

Aspartam zerstört das Gehirn, den Sehnerv und das Zentralnervensystem und hat verheerende Auswirkungen auf jedes Organ. Zudem löst es Herzrhythmusstörungen aus. Da viele Ärzte nicht realisie-

ren, dass Aspartam eine Droge und kein Nahrungsmittelzusatz ist, geben sie den Patienten Medikamente, die mit dieser Droge interagieren. Deshalb gibt es Fälle von Herzstillstand und plötzlichem Tod. Durch solche Wechselwirkungen wird die Chemie des Gehirns und der Dopaminspiegel behindert, so dass verschiedene Nervenkrankheiten, Parkinson inbegriffen, ausgelöst werden. Was wir noch wissen müssen: Aspartam wird vielen Nahrungsmitteln ohne Anzeige, geschweige denn Warnhinweise, beigefügt.

Aspartam kann für Diabetiker sogar gefährlich werden. Diabetiker mit einem kranken Augenhintergrund (Retinopathie) sollte man nach ihrem Aspartam-Konsum fragen. Häufig ist es nicht der Diabetes, sondern das Aspartam, das den Augenhintergrund schädigt. Aspartam lässt den Blutzucker verrückt spielen, was zur Unterzuckerung und auch zu diabetischem Koma führen kann. Gedächtnisstörungen rühren daher, dass Aspartinsäure ein Nervengiftstoff ist. Es passiert die Blut-Hirn-Schranke und zerstört die Gehirnzellen.

Aspartam führt so auch zu einer epidemieartigen Zunahme der Alzheimer-Krankheit. Mittlerweile werden schon 30-jährige mit der Diagnose Alzheimer ins Pflegeheim überwiesen!

Last, but not least: Aspartam stand bis Mitte der 70er Jahre auf einer CIA-Liste als potenzielles Mittel zur biochemischen Kriegsführung, wollen heute Insider wissen.

In weiteren Berichten, die uns zugänglich wurden, taucht im Zusammenhang mit Aspartam der Begriff „Golfkriegs-Syndrom" auf. Dieser Begriff resultiert daher, dass viele US-Soldaten nach dem Krieg mit erheblichen Vergiftungserscheinungen ins Heimatland zurückgekehrt sind. Diese Soldaten wurden in der heißen Wüste massenweise mit Cola-Light-Dosen versorgt, um ihnen den Aufenthalt zumindest einigermaßen erträglich zu machen. Diese schwer erkrankten Soldaten, sowie deren Angehörige suchten natürlich

Erklärungen dafür. Kennen Sie die Wirkungsweise von Aspartam, erklärt sich die Sache wie von selbst: „Ab einer Lebensmitteltemperatur von 28,5 °C und höher verfällt Aspartam völlig in seine Bestandteile. Und diese sind 50% Phenylalanin, 40% Asparaginsäure und 10% Methanol."

Methanol kann schon in geringen Mengen, über einen längeren Zeitraum hinweg zugeführt, die Nerven und ganz besonders die empfindlichen Sehnerven und die Hirnzellen beschädigen. Methanol, lange genug zugeführt, lässt Sie erblinden und schädigt Ihre Gehirnzellen erheblich. Insbesondere werdende Mütter sollten keinesfalls riskieren, weil misstrauisch oder ungläubig, das Gegenteil zu beweisen. Sollte das Kind mit einem Gen-Defekt oder einer geistigen Behinderung zur Welt kommen, ist die Einsicht jedenfalls zu spät.

Bitte fragen Sie sich selbst: Warum sind viele hundert Internetseiten gegen Aspartam notwendig? Sind diese Informationen wirklich komplett aus dem Finger gesaugt? Welchen Grund hätten wir und auch alle diese Leute, sich solche Horrorgeschichten auszudenken?

Wir vertreten diese Meinung und fordern Sie lediglich auf, eigene Nachforschungen zu diesem Thema zu führen, weil es einfach zu wichtig ist. Es gibt heute genügend Möglichkeiten im Buchhandel oder Internet, sich umfangreich zu informieren.

Wenn Sie sich künftig etwas Gutes tun wollen, hören Sie auf, Fertigprodukte und Light-Produkte zu konsumieren! Überprüfen Sie die Inhaltsstoffe eines Produktes auf Aspartam. Am besten, Sie kochen selbst. Dann wissen Sie wenigstens, was drin ist.

Es gibt kein gutmütigeres, aber auch kein leichtgläubigeres Volk als das deutsche. Keine Lüge kann grob genug ersonnen werden, die Deutschen glauben sie. Um eine Parole, die man ihnen gab, verfolgen sie ihre Landsleute mit größerer Erbitterung als ihre wirklichen Feinde!

(Napoleon)

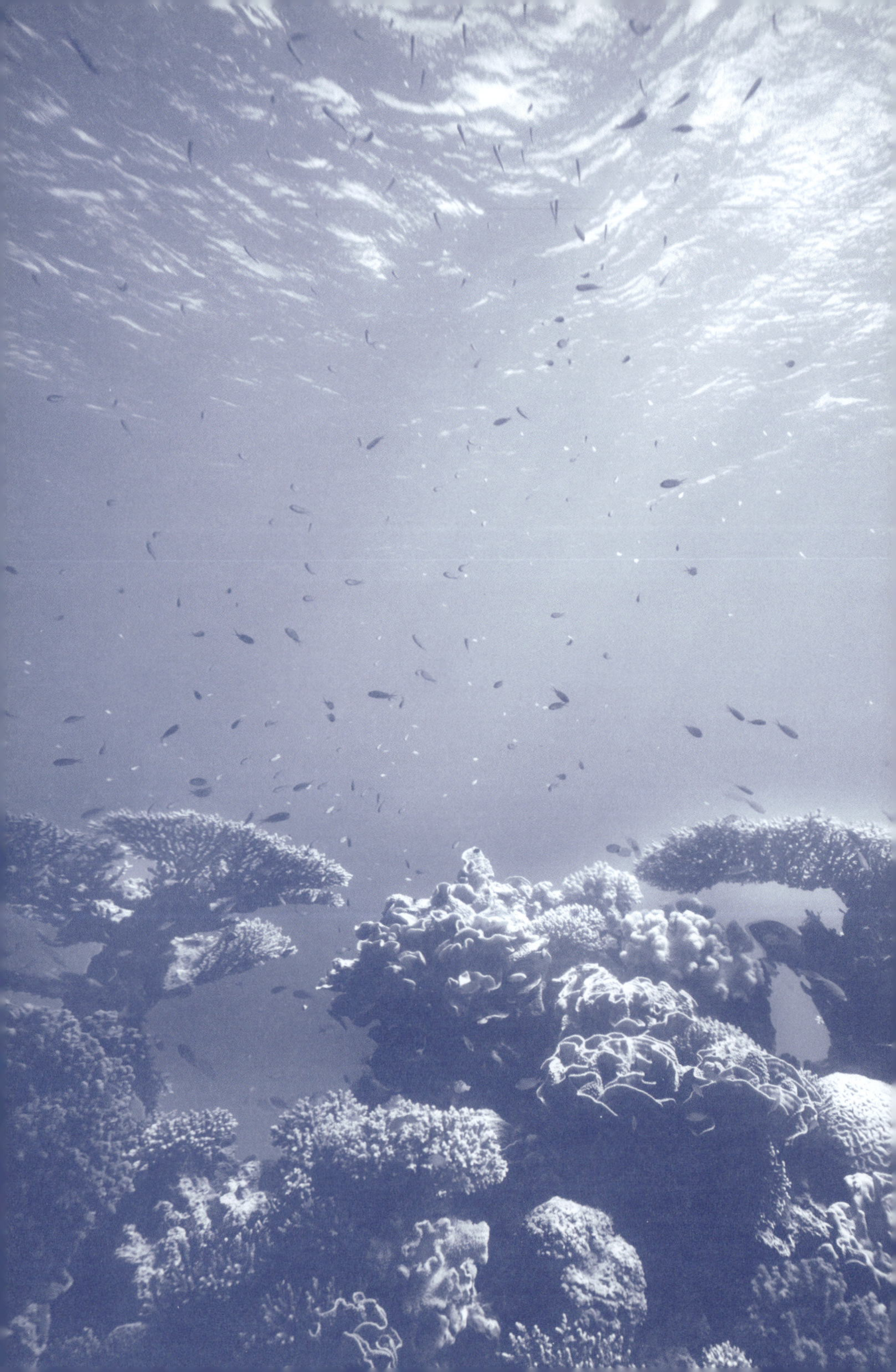

4. Die Cholesterin-Lüge!

Die Menschen stolpern hin und
wieder über die Wahrheit,
aber die meisten raffen sich auf
und laufen weiter,
als sei nichts passiert.

Winston Churchill

Auch mit diesem Kapitel greife ich ein äußerst umstrittenes Thema auf, das seit Jahren von Pharmafirmen, Ärzten und der Margarine-Industrie unter Einsatz von hohen Werbegeldern verfälscht bzw. nur aus zwei Hintergründen in der Öffentlichkeit unrichtig dargestellt wird: Macht und Geld.

Bevor wir ins Thema einsteigen, lesen Sie deshalb zunächst einmal einen unveränderten Bericht, der in der Zeitschrift „Der Spiegel" am 03.12.2006 in Deutschland veröffentlicht wurde. Dabei geht es mir in dem Fall nicht um das in diesem Bericht umstrittene Produkt, sondern eher um die grundsätzlich mit einem Produkt dieser Art geplanten bzw. erzielten Umsätze:

New York – Pfizer hatte große Erwartungen in die Entwicklung von Torcetrapib gesetzt, jetzt stoppte das Unternehmen völlig überraschend alle klinischen Tests, weil sie von unabhängigen Gutachtern für zu gefährlich erachtet wurden. Pfizer stellte umgehend das gesamte Programm für das Medikament ein, das Pfizers Wachstum kräftig ankurbeln sollte. Nur wenige Tage zuvor hatte Pfizer-Chef Jeffrey Kindler angekündigt, bei positiven klinischen Tests könne bereits 2007 die Zulassung für das Medikament beantragt werden.

Das neue Präparat galt bei Pfizer als Hoffnungsträger, der dem Konzern auch dann große Umsätze einbringen sollte, wenn die Patente für Pfizer-Verkaufsschlager wie vor allem das andere Cholesterin-Medikament Lipitor auslaufen. Dann sieht sich Pfizer verstärkter Konkurrenz durch Nachahmerprodukte für den weltweit am meisten verkauften Cholesterin-Senker ausgesetzt. ***Früheren Angaben zufolge wollte Pfizer für die Entwicklung von Torcetrapib 800 Millionen Dollar ausgeben.*** Trotz des Rückschlags bekräftigte Pfizer-Chef Kindler seinen Ausblick, den er in der vergangenen Woche gegeben hatte.

Anders als andere Mittel zur Kontrolle des Blutfettspiegels sollte Torcetrapib vor allem das „gute" HDL-Cholesterin ankurbeln und nicht das „böse" LDL-Cholesterin angreifen. Bei den Tests stellte sich jedoch heraus, dass das Medikament den Blutdruck mehr als erwartet erhöht.

An der „Torcetrapib"-Studie nahmen 15.000 Patienten teil, berichtete die US-Wirtschaftsagentur Bloomberg am Sonntag. Es seien 82 Patienten gestorben, die eine Kombination von Torcetrapib und Lipitor eingenommen hätten gegenüber 51 Todesfällen von Patienten, denen nur Lipitor verabreicht worden sei. ***Pfizer habe eine Milliarde Dollar in die „Torcetrapib"-Entwicklung gesteckt und wollte die US-Vermarktungsgenehmigung in der zweiten Jahreshälfte 2007 beantragen. Analysten rechneten laut Bloomberg letztlich mit einem jährlichen Umsatz von 20 Milliarden Dollar für das Medikament.***

Im Anhang werde ich Ihnen ebenfalls unterschiedliche Quellen zur Verfügung stellen, die mein Co-Autor Jürgen A. Kettner für Sie in deutscher Sprache zusammengesucht hat. Alle Quellen dienen lediglich dazu, dass Sie einen Ansatz haben, diese folgenden Informationen zu überprüfen und sich eine eigene Meinung zu bilden. Auch hier übernehmen wir keine Garantie für deren Richtigkeit. Es liegt mir fern, Sie zu verunsichern oder auch bei diesem Thema den Finger in die Wunde zu legen, wenn es nicht generell um unsere Gesundheit, unser Wohlbefinden und um unser aller Lebenserwartung ginge.

So reiche ich Ihnen lediglich die Erkenntnisse weiter, die ich in den letzten Jahren selbst gesammelt und mir daraus meine eigene Meinung gebildet habe.

In der Summe der von mir recherchierten Informationen ist meiner Meinung sowie der Meinung anderer Wissenschaftler und Kollegen nach die Senkung des Cholesterinspiegels völlig unnötig, schädlich und in machen Fällen sogar lebensgefährlich.

Im Grunde haben erst der Skandal und die vielen Toten durch das cholesterinsenkende Medikament Lipobay der Firma Bayer die künstlichen Cholesterinsenker aus dem Dunkel der Milliardengewinne (geschätzte 80 Milliarden US-Dollar pro Jahr) ans Licht der Öffentlichkeit gebracht.

Cholesterin ist ein lebenswichtiger Bestandteil des Körpers und wird unter anderem auch von unserem Gehirn in großen Mengen benötigt!

Ein hoher endogener Cholesterinwert ist nichts anderes als ein körpereigenes Notabwehrprogramm gegen zu starke Säurebelastung!

Eine Aufgabe des Cholesterins ist es, die Membranen der Körperzellen zu stabilisieren. Zudem stellt der Körper aus Cholesterin viele wichtige Hormone her. Manche Organe des menschlichen Körpers enthalten „beträchtliche Mengen an Cholesterin: Beim gesunden Herzen macht es satte zehn Prozent aus".

Unsere Nebennieren bestehen etwa zur Hälfte aus Cholesterin. Da Cholesterin in unserem Körper zum Leben gebraucht wird, ist es auch kein Wunder, dass er es selbst herstellt. Lediglich Neugeborene sind dazu noch nicht in der Lage, deshalb bekommen sie das Cholesterin in der Muttermilch geliefert.

Entgegen dieser Tatsachen gilt Cholesterin auch in Deutschland und vielen weiteren Industrienationen als wichtiger Risikofaktor für Herz-Kreislauf-Erkrankungen. Gem. offizieller Darstellung der Deutschen Ärzte-Zeitung haben 75% der Menschen, deren Cholesterinspiegel bekannt ist, einen Wert über dem Normwert von 200 Milligramm pro Deziliter Blut. Noch brisanter erscheint die Zahl derer in Deutschland, die einen Cholesterinspiegel von über 300 Milligramm pro Deziliter Blut gemessen haben. Das macht nach diesen, seitens der Ärztezeitung dargestellten Hochrechnungen rund 8 Millionen Menschen aus.

Woher sind nun aber diese Normwerte? Wer legt die fest? Im vorliegenden Fall haben wir recherchiert und festgestellt, dass der Normwert in Höhe von 200 Milligramm pro Deziliter Blut im Jahr 1990 von einer so genannten „Nationalen Cholesterin-Initiative" festgelegt wurde. Diese Initiative stellt einen Interessenverbund von 13 Medizinprofessoren dar.

Diese Zahl wundert uns schon sehr, da laut einer Studie an 100.000 Menschen in Bayern einen Durchschnittswert von 260 Milligramm pro Deziliter Blut ergeben hatte.

Auch hier stellen wir Fragen, die für uns nach wie vor unbeantwortet bleiben:

Kommt dieser neue, willkürlich festgelegte Grenzwert möglicherweise dadurch zustande, dass diese „Cholesterin-Initiative" zufällig auch einige andere Lobby-Verbände repräsentieren? Z.B. die Deutsche Liga zur Bekämpfung des hohen Blutdrucks???

Ancel Keys legte im Jahr 1953 den Grundstein für die Cholesterin-Lüge. Er stellte in einem Aufsatz über ein Diagramm den klaren Zusammenhang zwischen dem Verzehr von Fett und der Sterblichkeit durch koronale Herzkrankheiten in sechs Ländern her. Die Kurve im Diagramm hatte nur einen kleinen Schönheitsfehler: Keys nahm nur Daten von 6 Ländern, obwohl Zahlen aus 22 Staaten vorlagen. Schlicht nach dem Spruch: Glaube keiner Statistik, die du nicht selbst gefälscht hast.

Alles in allem gibt es kaum Beweise für das Schreckgespenst Cholesterin.

Auch gegen die These, dass Cholesterin aus der Nahrung den Blutwert erhöht, spricht einiges: Da der menschliche Körper Cholesterin selbst herstellt, kann er die Aufnahme von außen regulieren und auf bis zu 300 Milligramm pro Tag drosseln. Bleibt hingegen die Zufuhr von außen aus, wird die körpereigene Cholesterin-Produktion kräftig angekurbelt. Deswegen scheitern auch viele Versuche, den Cholesterinspiegel durch komplizierte Ernährungskombinationen zu senken.

Als natürliche, durchaus wirksame Cholesterin-Senker sind uns Äpfel, Artischocken oder Knoblauch bekannt. So hemmen Artischocke und Knoblauch die Produktion und Synthese von Cholesterin im Darm. Nur ein Apfel gilt bereits als wirksame Tagesdosis! In den 70er Jahren investierte die Margarine-Industrie mehrere

Millionen Mark, um das Cholesterin, welches in der Butter anzutreffen ist, schlechtzumachen. Unglaublich. „Butter verursacht Herzinfarkt" oder „Butter verkürzt Ihre Lebenserwartung" und viele Slogans wurden propagiert – die Bevölkerung war regelrecht geschockt.

Doch die Margarine-Industrie hatte erreicht, was sie wollte: Umsatz und Einnahmen stiegen schier ins Unermessliche. Ausreichend Geld also, um weitere Gutachten über die angeblich gesündere Margarine zu veröffentlichen. Heute werden weltweit mehrere Milliarden Tonnen Margarine produziert und abgesetzt, davon etwa eine Million Tonnen allein in Deutschland. Sie sehen also: Wer das Geld hat, steuert das System!

Also, lassen Sie sich nicht von all diesen Halbwahrheiten, die von irgendwelchen Interessengruppen gesteuert werden, verrückt machen. Wir befinden uns mitten in einer Studie in den USA, die in den nächsten Jahren aller Voraussicht nach beweisen wird, dass auch Korallen-Kalzium die Cholesterin-Werte bereits nach wenige Wochen Einnahme in Form einer sinnvollen Nahrungsergänzung regelt und verbessert. Die Veröffentlichung darüber wird allerdings bis zum nächsten Buch auf sich warten lassen.

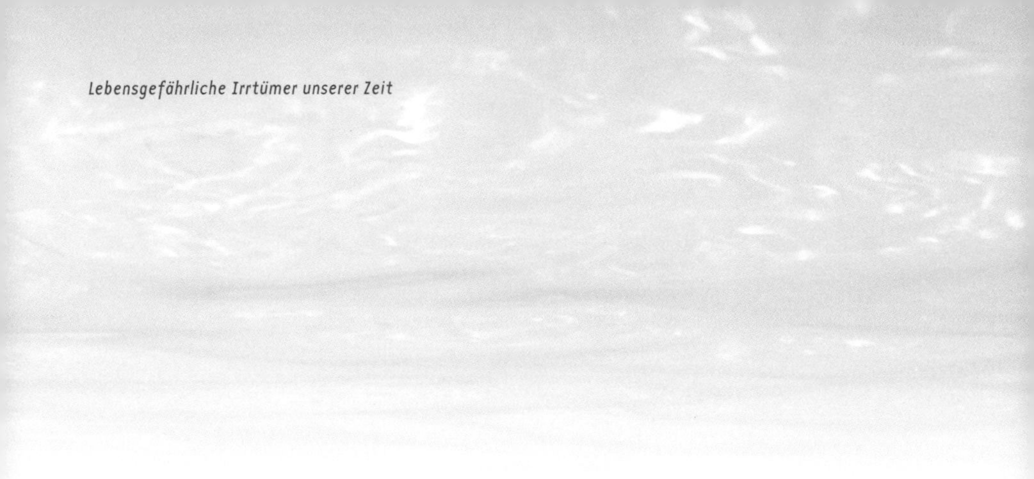

Die wissenschaftliche Medizin behandelt den Kranken und seine Krankheit als Objekt und weist ihm beinahe verächtlich die Rolle absoluter Passivität zu; er hat nichts zu fragen und nichts zu sagen, nichts zu tun als den Anordnungen des Arztes gehorsam und sogar gedankenlos zu folgen.

Stefan Zweig

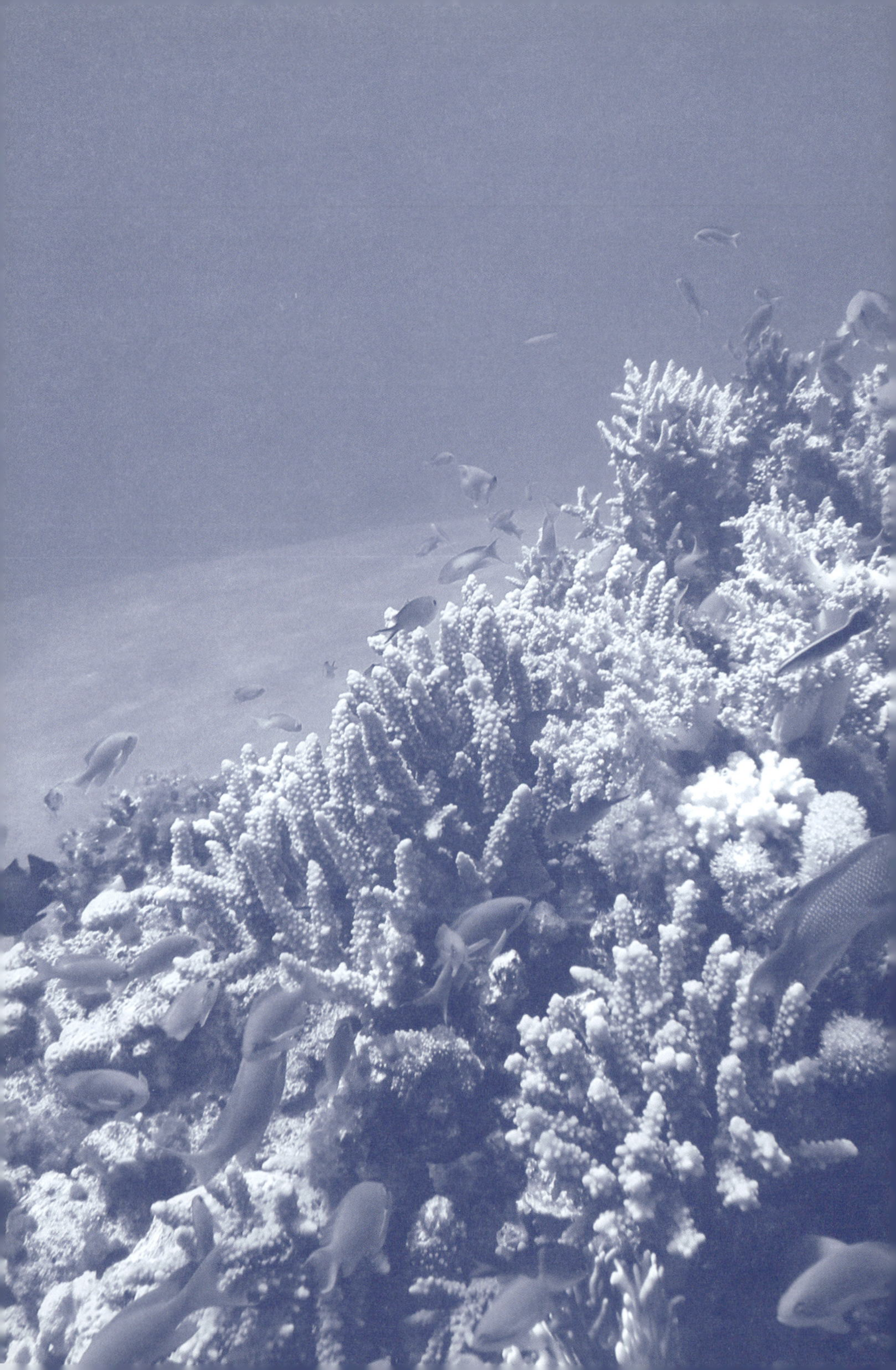

5. Kaffee macht süchtig?

Wenn wir uns über unsere Gesundheit nur halb so freuen könnten, wie wir uns über jede Krankheit grämen und Sorgen machen, wären wir maßlos glücklich.

Siegmund Graff

Sucht ist ein Zustand, der durch wiederholten Gebrauch von Drogen – z.B. Rauschmittel, Zigaretten, Alkohol – entstehen kann. Die Sucht ist gekennzeichnet durch psychischen oder physischen Zwang, den auslösenden Stoff weiterhin zu nehmen und die Dosis ständig zu erhöhen.

Weil so mancher Zeitgenosse morgens nicht die Augen aufbekommt und auf gar keinen Fall ansprechbar ist, bevor er seine erste Tasse Kaffee getrunken hat, diskutieren seit einigen Jahren Wissenschaftler, ob Koffein süchtig macht oder nicht.

Deshalb gleich zum Einstieg die Entwarnung: Die Substanz erhöht zwar die Aktivität mehrerer Gehirnzentren – die typischen Suchtzentren sind aber nicht dabei.

Selbst bei täglicher Zufuhr von Koffein durch Tee, Kaffee oder andere natürliche Produkte treten keine bleibenden Schäden auf. Vegetativ labile Menschen reagieren bei Überdosen jedoch mit Schlaflosigkeit, innerer Unruhe usw.

Bei älteren Menschen kann Koffein das Einschlafen fördern, was wahrscheinlich mit der verbesserten Durchblutung des Hirns und der gesteigerten Herztätigkeit zu tun hat.

Für viele Menschen bedeutet Kaffee oder Tee trinken tatsächlich eine Gewohnheit, die jedoch nicht mit ständiger Erhöhung der Dosierung einhergeht.

Die Gewöhnung durch Kaffee und Tee geht also nicht in Richtung Abhängigkeit, da beim Pausieren während Tagen oder Wochen niemals Entzugserscheinungen auftreten, wie man sie bei Suchtkranken erleben kann.

Möchten Sie sich selbst einmal auf Abhängigkeit von Tee oder Kaffee testen, dann trinken Sie während zweier Wochen weder Tee noch Kaffee und beobachten Sie sich in allen Reaktionen und Körperfunktionen. Sie werden sehen, dass Sie keine Entzugserscheinungen auf Koffein haben, sondern Ihnen einfach nur die Gewohnheit fehlt Kaffee oder Tee zu trinken.

Lediglich bei extrem hohen Koffeinmengen, die etwa dem „Genuss" von sieben großen Tassen Kaffee in Folge entsprechen, fanden Forscher heraus, dass eine Zunahme der Aktivität in Gehirnbereichen, die an Fortbewegung, Stimmung und Schlaf beteiligt sind, auffällig ist.

Es gibt jedoch neue Erkenntnisse, dass Sie auch unter ganz bestimmten Voraussetzungen einmal auf Kaffee verzichten sollten: nämlich dann, wenn Sie Sport treiben.

Koffein nimmt deutlich Einfluss auf das Blut, das durch das Herz strömt.

Schweizerische Wissenschaftler haben die Auswirkungen von Koffein auf 18 gesunde Studienteilnehmer untersucht. Es handelte sich dabei um Menschen, die regelmäßig Kaffee trinken.

Diese durften die letzten 36 Stunden vor dem Versuch keinen Kaffee mehr zu sich nehmen. Dann mussten sie entweder in normaler Atmosphäre Rad fahren oder aber in einer Druckkammer, in der Höhenluft herrschte. Auf diese Weise wurde bei ihnen simuliert, dass die Blutgefäße verkalkt sind. Sowohl vor als auch nach dem Sport wurde gemessen, wieviel Blut durch das Herz strömte.

Im zweiten Teil des Versuchs mussten die Teilnehmer rund eine Stunde vor dem Sport eine Tablette einnehmen, die dem Koffeingehalt von 2 Tassen Kaffee entsprach. Dann mussten sie wieder auf das Rad – die Ergebnisse wurden erneut gemessen.

Dabei strömten rund 22% weniger Blut durch das Herz, in der Gruppe in der Druckkammer war es sogar 39% weniger.

Gerade beim Sport ist es wichtig, dass sich der Blutdurchfluss im Herz erhöht – es muss nämlich genügend Sauerstoff zur Verfügung gestellt werden. Kaffee aber schmälert diesen Durchfluss und damit auch die Leistungsfähigkeit.

Sollten Sie unter einem angegriffenen Herz-Kreislauf-System leiden, können koffeinhaltige Getränke vor dem Sport sogar gefährlich sein.

Kaffee oder Tee machen also nicht süchtig!

Genießen Sie deshalb weiterhin nach Belieben; übertreiben Sie dabei aber nicht, denn Kaffee ist ein Säurelieferant. Trinken Sie immer die Menge an Wasser ohne Kohlensäure zusätzlich zu Ihrem Wasser-Tagesbedarf, die Sie an Kaffee trinken, vermeiden Sie Kaffee vor dem Sport und führen Sie ein sinnvolles Nahrungsergänzungsprodukt zu, dass Ihren Säure-Basen-Haushalt schnell wieder ins Gleichgewicht bringt! Darüber erfahren Sie mehr im letzen Kapitel!

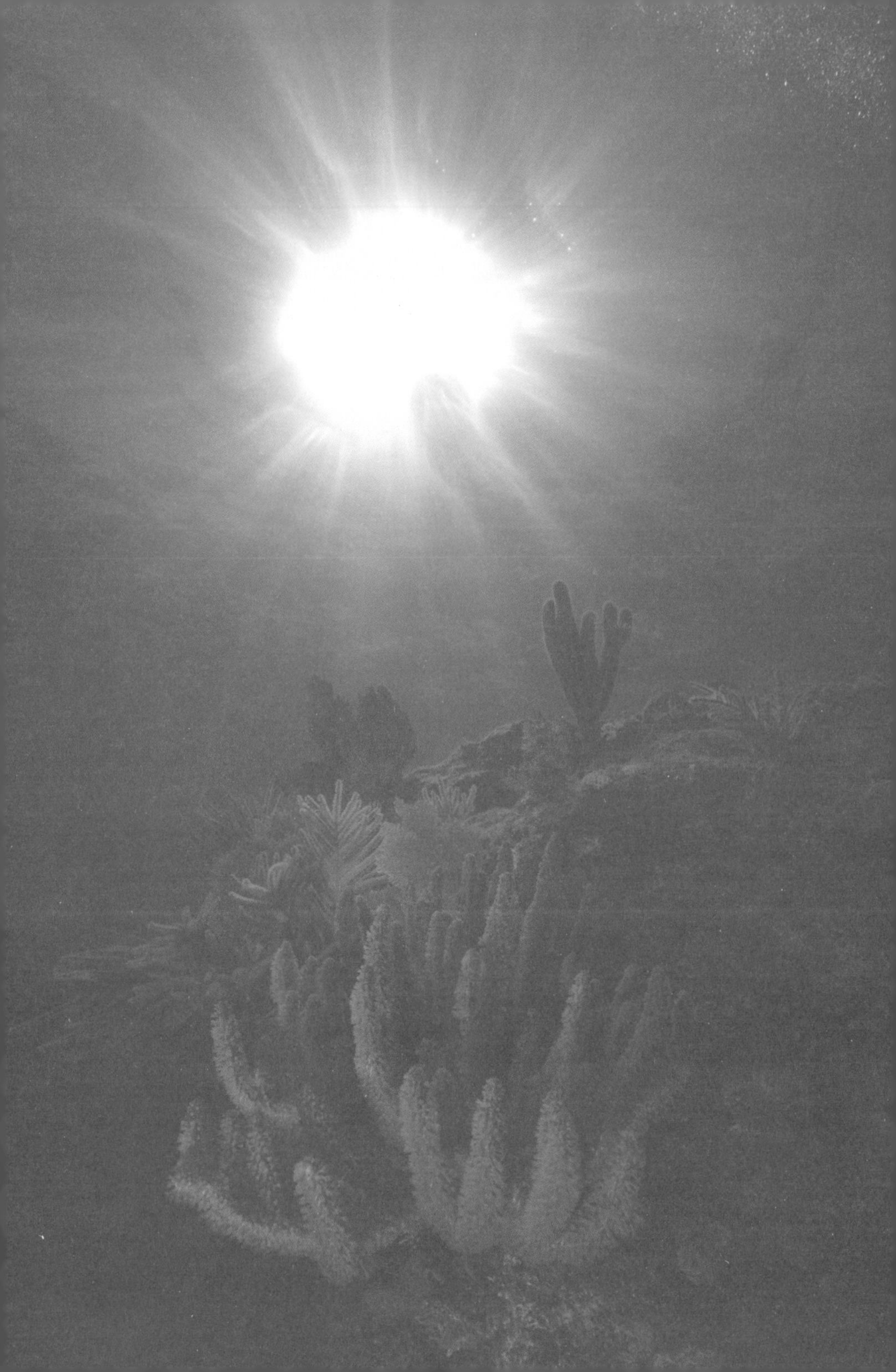

Die Fortschritte der Medizin sind ungeheuer.
Man ist sich seines Todes nicht mehr sicher.

Hanns-Hermann Kersten (1928-86)

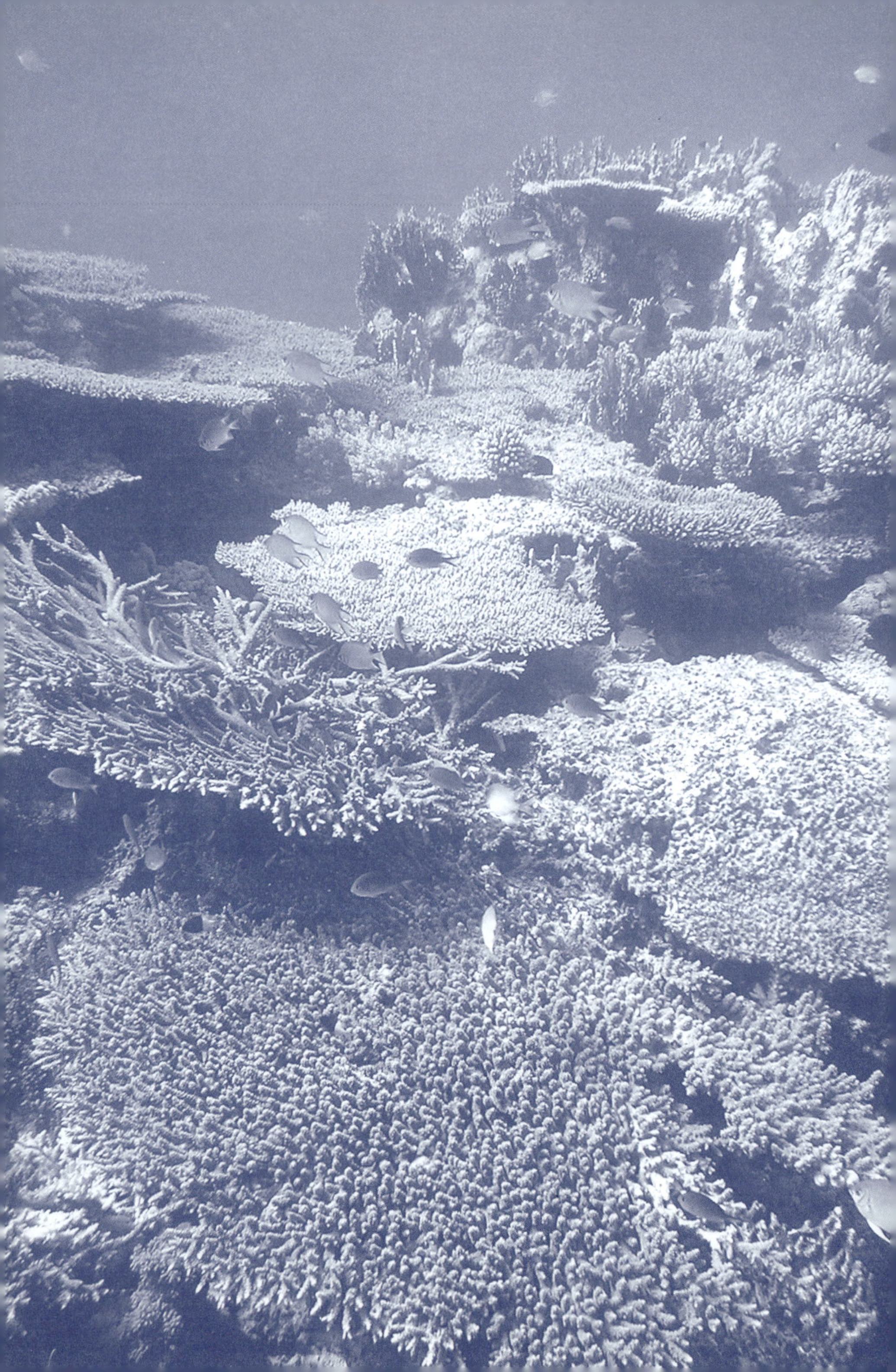

6. Milch ist gesund?

Nur tote Fische schwimmen mit dem Strom!

Sprichwort

Das Märchen vom Kalzium und den Milchprodukten

Über das Thema Milch gibt es heute eine Fülle von Veröffentlichungen, die den Verzehr mit Herzerkrankungen, Krebs, Arthritis, Migräne, Allergien, Ohrinfektionen, Heuschnupfen, Asthma, Erkrankungen der Atemwege und einer Vielzahl anderer Probleme in Zusammenhang bringen.

Interessant finden wir die Darstellung zu dem Thema Milch in dem Buch **„Fit fürs Leben"** von Harvey und Marilyn Diamond, die schon in den 80er Jahren die kritische Frage gestellt und analysiert haben: **Warum sollte ein Mensch Milch von Kühen trinken?**

Wenn man einer ausgewachsenen Kuh Milch anbieten würde, würde sie daran lediglich schnuppern und vermutlich denken: „Nein, danke, ich nehme lieber Gras."

Haben Sie jemals darüber nachgedacht? Kann es sein, dass unser Schöpfer es so vorgesehen hat, dass der Mensch das einzige Lebewesen auf dem Planeten sein soll, das Kuhmilch verzehrt?

Die Kuhmilch wurde für einen einzigen Zweck geschaffen, nämlich zur Fütterung der arteigenen Nachkommen. Sind diese Tiere einmal entwöhnt worden, wollen sie keine Milch mehr trinken.

Hiervon ausgenommen sind heute viele Haustiere, die nicht mehr in der Lage sind, ihren natürlichen Instinkten zu folgen.

Haben Sie jemals ein Zebra bei einer Giraffe trinken sehen? Nein. Haben Sie jemals einen Hund bei einem Pferd trinken sehen? Nein. Haben Sie jemals einen Menschen bei einer Kuh trinken sehen???

Alle drei Beispiele sind gleichermaßen lächerlich. Und doch sehen wir täglich Menschen, die von Kühen trinken. Natürlich handelt es sich um abgepackte Milch in Gläsern oder anderen schönen Verpackungen.

Noch deutlicher wird es, wenn wir uns den gesamten Milchkonsum ansehen.

In der EU werden rund **120 Millionen Tonnen** *Milch pro Jahr produziert. Dieser Wirtschaftszweig ist somit nicht mehr wegzudenken, denn eine Einstellung der Milchproduktion würde unser gesamtes Wirtschaftssystem zum Kollabieren bringen.*

Für einen Liter Milch bekommt ein Landwirt in Deutschland etwa 30 Cent. Milch wird schon lange nicht mehr nur getrunken oder in Form von Butter, Käse und Joghurt gegessen. Milchzuckerzusätze in Fertiggerichten und Suppen, Milch in Süßigkeiten und die Entdeckung der Milch als Pflegeprodukt und Kosmetikum haben den Verbrauch stark in die Höhe getrieben.

Unter dem Vorwand, Milch sei ein wichtiger Kalzium-Lieferant, unsere Zähne fallen aus und unsere Knochen brechen leichter, falls wir keine Milch trinken, werden gleichzeitig Milliarden an Werbemitteln ausgegeben, um den Konsum Jahr für Jahr weiter zu steigern. „That´s business."

Lassen Sie uns doch einmal gemeinsam nachdenken:

Wovon bekommt die Kuh denn eigentlich ihr Kalzium? Von Korn und Gras natürlich! Ganz bestimmt nicht durch Trinken von Milchprodukten oder den Genuss von Käse.

Alle Milchprodukte, mit Ausnahme der Butter, sind stark säurebildend!!! (Ausnahme: Butter ist ein Fett und daher neutral)

Macht es nun langsam auch bei Ihnen „Bingo"?

Das Ironische an der Sache mit dem Milchkonsum ist nun, dass man uns erzählt, wir sollten mehr Milch trinken, um mehr Kalzium zu uns zu nehmen.

Gleichzeitig wird aber das Kalzium dringend benötigt, um die Säure bildende Milch im Körper zu neutralisieren.

Könnte es nicht sein, dass uns hier durch Medien oder Hintermänner der Molkereiindustrie nicht die ganze Wahrheit erzählt wird???

Um Kalzium optimal absorbieren zu können, braucht der Körper bestimmte Mengen an Magnesium! Z.B. Milch und Milchprodukte enthalten nur kleine Mengen Magnesium. Ohne die Anwesenheit von Magnesium absorbiert der Körper nur 25 % des verfügbaren Milchkalziumgehalts.

Das übrige Kalzium verursacht Schäden. Ohne Magnesium benutzt der Körper das überschüssige Kalzium in schädlicher Weise. Der Körper benutzt Kalzium, um Ablagerungen an den Arterienwänden zu errichten. Blutgefäße werden aufgrund der Kalziumablagerungen enger, Sauerstoff wird weniger und langsamer zu den lebenswichtigen Organen transportiert. Arteriosklerose ist im Anflug.

Überschüssiges Kalzium wird durch die Nieren in schmerzhafte Steine umgewandelt und trägt zu Arthritis bei, und nicht selten entsteht schmerzhafte Gicht.

Die von uns empfohlenen Tagesdosen sind 1500 mg für Kalzium, 750 mg für Magnesium, also das Verhältnis 2:1, wie man es optimal im Korallen-Kalzium vor den Inseln von Okinawa gefunden hat. Damit ist die 100%ige Resorption garantiert, und es bleiben keine negativen Abfallprodukte in den Blutgefäßen, die zu dauerhaften Ablagerungen führen, zurück.

Etwa 15 % aller Erwachsenen in Europa vertragen überhaupt keine Milch. *In Schweden trifft es nur jeden Hundertsten, in Italien jeden Zweiten, in China und Thailand praktisch alle. Kaum verwunderlich, dass Milch in weiten Teilen Asiens als ungesund und ekelhaft gilt. Bezogen auf die ganze Menschheit sind es fast zwei Drittel der erwachsenen Menschheit, die überhaupt nicht in der Lage sind, Laktose zu verdauen, weil ihnen das Enzym Laktase fehlt. Bei manchen Völkern ist Milchtrinken im Erwachsenenalter gänzlich unüblich.*

Tatsache ist, dass auch in Deutschland 10-15 % der Menschen an so genannter Laktose-Intoleranz leiden (Laktose ist ein Kohlenhydrat der Milch), da bei diesen Menschen im Laufe der Jahre das Enzym Lactase, das die Lactose-Spaltung überhaupt ermöglicht, teilweise bzw. völlig zurückgebildet wurde. (Zur Information: In Afrika sind es sogar 90–98% der Bevölkerung, bei denen dieses Enzym nicht mehr vorhanden ist!)

Die möglichen Symptome einer Laktose-Intoleranz sind Durchfall, Blähungen, Völlegefühl, Magendrücken, Luftaufstoßen, Meteorismus, Koliken, Bauchschmerzen, Darmkrämpfe, Übelkeit bis zum Erbrechen, Migräneattacken, Kreislaufprobleme, Schwächeanfälle.

Bleibt man jedoch beschwerdefrei nach dem Konsum von Milch, kann man diese unbekümmert weiter trinken. Allerdings in dem neuen Bewusstsein, dass es sich hier nicht um das Auffüllen Ihres Kalzium-Depots im Organismus handelt, sondern um Nahrung, die Fett ist und Erwachsene häufig dick macht.

Also, eine Zufuhr von Korallen-Kalzium ist auch für alle Milchtrinker dringend empfohlen.

Sollten Sie nach diesen Informationen nun weiterhin Milch trinken, ist bei der Auswahl der Milch auf jeden Fall auf einige Faktoren zu achten:

Die wertvollste Milch ist die Rohmilch bzw. pasteurisierte, nicht homogenisierte Milch. Rohe Milch ist im Gegensatz zur H-Milch immerhin eine reichhaltige Enzymquelle, die unser Immunsystem im Allgemeinen verbessert. Die H-Milch hingegen (hier ist der Konsum in Deutschland am höchsten) ist praktisch leer. Man spricht hier auch unter Fachleuten von „toter" Milch.

Zu berücksichtigen ist auch der Fettgehalt der Milch. Grundsätzlich gilt: Je „fetter", umso höher der Vitamingehalt, was durchaus für Kinder empfehlenswert wäre, hätte die Milch nicht dermaßen viele Nebenwirkungen. Den Erwachsenen macht sie allerdings „fett".

Natürlich wissen wir, dass unser Körper unheimlich anpassungsfähig ist. Er adaptiert sich, sagt man in der Fachsprache der Mediziner. **Aber selbst, wenn Sie Milch roh verzehren, wiegt das mögliche Gute die vielen Nachteile nicht auf.**

Also, wenn Sie das Risiko nicht eingehen wollen, dass Sie auch nur an einer der vielen Nebenwirkungen der Milch krank werden, lassen Sie lieber die Finger davon.

Sollten sie sich auch über dieses Thema weitergehend informieren möchten, finden Sie im deutschsprachigen Raum mehrere gute Bücher zum Thema Milch. Eine besonders lesenswerte Empfehlung ist das Buch:

Milch besser nicht, von Maria Rollinger

Dank der modernen Medizin
lebt heute noch mancher,
der ohne sie auch noch leben würde.

Gerhard Kocher (Werk: Vorsicht, Medizin)

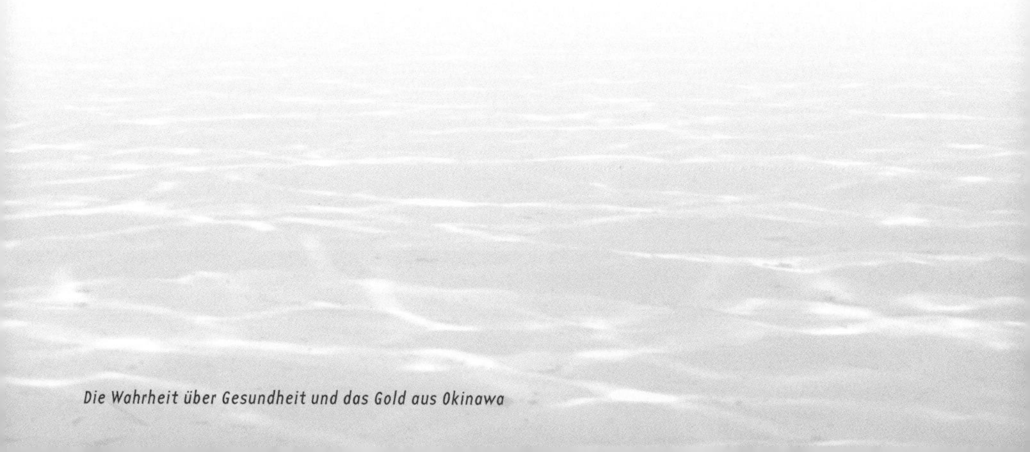

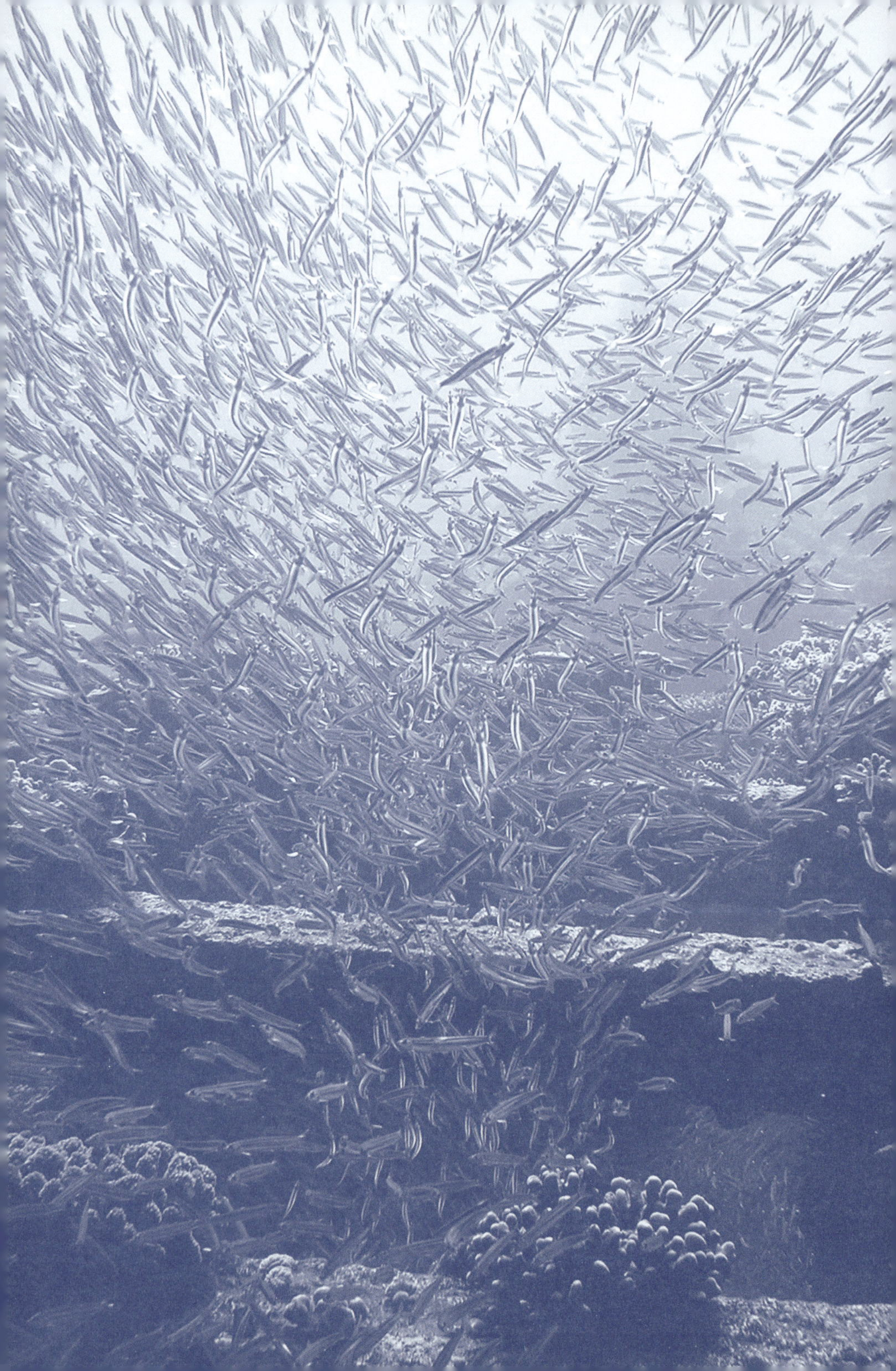

7. Das bisschen Säure schadet unserem Körper nicht!

Das Gefühl der Gesundheit erwirbt man sich nur durch Krankheit!

Georg Christoph Lichtenberg

Achten Sie stets auf sich und auf basisches Blut!

Unser Körper ist ein Wunderwerk. Sie selbst sind ein Wunderwerk und absolut einzigartig.

Dank unserer Forscher sind heute viele Dinge messbar geworden. Wir wissen heute, dass Sie sich schon vor Ihrer Geburt im Kampf mit 100.000.000 von Spermien durchgesetzt haben. Aber das war erst der Anfang.

Nur wenige Jahre nach erstmaligem Erblicken des Lichts der Welt besteht Ihr Gehirn bereits aus 100 Milliarden Zellen, die über 100 Billionen Querverbindungen haben. Mehr als 200.000 Impulse, die mit 290 Stundenkilometern weitergeleitet werden, kann eine Nervenzelle gleichzeitig verarbeiten.

50 Kilometer lang sind die feinsten Leitungen, durch die unsere beiden Nieren Blut filtern.

Sechs bis sieben Liter Blut müssen im erwachsenen Körper permanent Fließen, um ca. 100 Billionen Zellen in unseren Geweben und Organen zu versorgen.

Im Laufe eines siebzigjährigen Lebens schlägt Ihr Herz ca. 3 Milliarden Mal, und das in der meisten Zeit, ohne dass Sie etwas davon merken.

Sind Sie sich dieses Wunderwerks eigentlich bewusst? Achten Sie deshalb stets auf dieses Wunderwerk!

Der Leistung Ihres Herzens zu verdanken, befördern Sie im Laufe dieses Lebens ca. 180.000 Tonnen Blut durch Ihre Blutgefäße.

Ca. 2.000 Liter Blut entgiftet Ihre Leber täglich. Wird die Hälfte der Leber entfernt, ist sie in 4 Wochen nachgewachsen.

100 Milliarden rote Blutzellen, die den Sauerstoff zu den Zellen transportieren, werden täglich in der Milz von ihren Immunzellen abgebaut.

300 Mal am Tag durchfließt unser ganzes Blut diese Reinigungsstationen.

Entscheidend ist, dass jede einzelne Zelle, die für Ihre Lebensenergie zuständig ist, permanent durch das Blut mit Nährstoffen versorgt wird. Blut muss Zellen miteinander verbinden, denn nur durch Arbeitsteilung von Zellen, Gewebe und Organen kann unser Körper eine gute Gesamtleistung erbringen.

Für die Vielzahl der Funktionen benötigt unser Blut stets einen leicht basischen ph-Wert zwischen pH 7,35 und pH 7,45.

Säuren und Basen

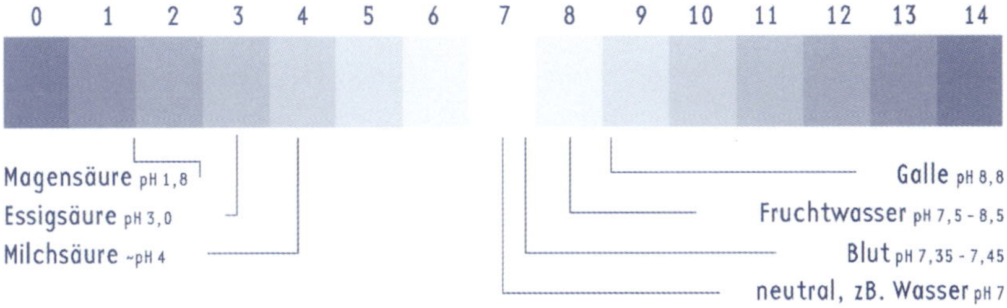

Ph heißt „potentia hydrogenii", die Kraft des Wasserstoffs.

Mit dem so genannten ph-Wert wird grundsätzlich der Säuregrad einer Flüssigkeit gemessen. Die ph-Werte-Skala (siehe Abbildung) reicht von ph 0 - ph 14. Jeder pH-Schritt auf der Skala nach oben bedeutet „zehnmal basischer". Jeder Schritt auf der pH-Skala nach unten bedeutet „zehnmal saurer".

Neutral ist eine Flüssigkeit bei ph 7, wenn gleich viele saure wie alkalische Bestandteile vorliegen.
Bei ph 0 befindet sich in einer Säure kein alkalischer Bestandteil mehr, sondern nur noch Wasserstoff und Säurebildner. Ph 0 ist der Wert der höchsten Säurekonzentration.

Flüssigkeiten oberhalb von ph 7 haben mehr basische als saure Bestandteile. Sie werden als basisch oder alkalisch bezeichnet. Je höher der Wert über ph 7 liegt, desto höher und auch aggressiver ist die Alkalität.

Säurebildner wie Chlor, Schwefel, Phosphor, Kohlenstoff, Stickstoff usw. bilden zusammen mit Wasserstoff Säuren. Mineralstoffe wie Kalzium, Kalium, Magnesium usw. gelten in der Wissenschaft als Basenbildner. Sie bilden zusammen mit Sauerstoff und Wasserstoff die Basen bzw. die Laugen.

In diesem Bereich sind die Erythrozyten, unsere roten Blutkörperchen, einzeln, frei beweglich und elastisch formbar.

Das Blut hat unter diesen Voraussetzungen die notwenige Viskosität, kann optimal fließen und sämtliche Transportfunktionen erfüllen.

So gelangen die maximalen Mengen an Nährstoffen und Sauerstoff zu den Zellen.

*Merken Sie sich also: „***Blut muss basisch sein!***"*

Der schwedische Arzt und Wissenschaftler Dr. med. Eric Enby teilt mit, dass seine Forschungen bewiesen haben, dass alles Blut Infektionen aufweist. Er glaubt, dass das der Grund ist, warum wir immer noch mit Krankheiten kämpfen. Wenn Sie das Blut behandeln, behandeln Sie die Infektion!

Sinkt der Säuregrad des Blutes, also sein pH-Wert, unter pH 7, dann ist Gefahr in Verzug.

Krebs kann nach Aussagen von Robert Barefood, dem amerikanischen Kalzium-Experten, nach 30 jähriger Forschung nicht in einem Säure-Basen-Verhältnis von 7,4 / 7,5 pH Wert wachsen. Auch er weist auf Tausende wissenschaftliche Krebsheilungen alleine durch das richtige, voll absorbierbare, Kalzium hin.

Unter dem ph-Wert von 7 folgen in der Regel Muskelkrämpfe oder die Versteifung der roten Blutkörperchen, d.h., es kommt zu einer Unterversorgung des Herzens mit Sauerstoff und Nährstoffen. Im schlimmsten Fall folgt ein Herzinfarkt. Bitte bedenken Sie dabei: Ca. 60 % bleiben nach einem Herzinfarkt liegen und stehen erst am jüngsten Tag wieder auf.

Fakt ist: Deutschland ist übersäuert!

Mindestens jeder zweite bis dritte Baum in Deutschland ist todkrank. Das können Sie Statistiken des Bundesministeriums für Ernährung, Landwirtschaft und Forsten entnehmen.

Viel schlimmer noch ist, dass genau diese Schadstoffe auch den Menschen zugrunde richten!

Fakt ist: Von mehr als 82 Millionen Bundesbürgern in Deutschland sind gerade einmal 5 Millionen, also weniger als 10%, nicht säurekrank!

Im Umkehrschluss heißt das, dass mehr als 90% unserer Mitmenschen übersäuert sind, woraus eine Vielzahl von Krankheiten abzuleiten sind.

Es ist bewiesen, dass jede Krankheit und vor allem chronische Leiden mit einer Störung des Säure-Basen-Gleichgewichts einhergehen.

Azidose (= Übersäuerung) ist zum Volksübel Nr. 1 geworden. Absurd ist, dass die Schulmedizin leider immer noch leugnet, dass es das Leiden Azidose überhaupt gibt.

Rund 80% unserer Ernährung bestehen aus so genannten „Säurebildnern", wie z.B. Fleisch, Fisch, Milch, Weißmehlprodukte, Süßigkeiten, Kaffee. Nicht zu vergessen auch Medikamente oder Nikotin führen den Organismus ins „Säurehamsterrad", aus dem kaum einer den Ausweg mehr findet.

Nur etwa 20 % der Ernährung besteht heute aus basischen Anteilen, wie z.B. Obst, Gemüse, Kräuter oder beispielsweise stilles Mineralwasser.

Fakt ist: Der Organismus eines gesunden Menschen besteht zu 20% aus Säuren und zu 80% aus Basen!

Dieses Säuren-Basen-Verhältnis muss der Körper unbedingt aufrechterhalten, denn ein Zuviel an Säuren behindert den so lebensnotwendigen Stoffaustausch zwischen den Millionen von Körperzellen.

Zu viel Säure macht krank!

Damit unsere Zellen nicht von diesen Säuren verätzt und zerstört werden, bemüht sich der Körper um fast jeden Preis, den pH-Wert des Blutes konstant zwischen 7,35 und 7,45 zu halten. Um zu überleben, ist der Körper dazu gezwungen, die überschüssigen Säuren an körpereigene Mineralien zu binden.

Das heißt, er neutralisiert sie und lagert sie als Schlacke im Körper ab. Zuerst in den „unwichtigen" Körperbereichen, später im Gehirn oder in den Blutgefäßen.

Überschreitet der Körper diesen ph-Wert, ist dieser Mensch „übersäuert". Symptome treten auf wie Unwohlsein; er fühlt sich überfordert, lustlos, müde, erschöpft, leistungsschwach. Konzentration und Gedächtnis lassen nach.
Die meisten Menschen haben natürlich keine Ahnung, was los ist. Sie klagen über alle möglichen Beschwerden, wie z.B. chronische Kopfschmerzen, fühlen sich abgespannt, sind chronisch müde, quälen sich mit saurem Aufstoßen (Sodbrennen) und probieren alle möglichen Mittel gegen ihre Verstopfung.

Die Lebensfreude weicht auffallend. Der Rücken schmerzt, der Nacken ist verspannt, Hautpartien bilden Ekzeme aus. Nasen und Augen reagieren mit Fließschnupfen und Tränen auf Blütenpollen, Parfüms, Zigarettenrauch oder Autoabgase.

Wie heißt es doch so schön: Der Patient erkennt seine Leiden stets als Letzter.

Sind Sie Raucher, bildet Ihr Organismus Nikotinsäure aus. Bei Weißmehlprodukten Essigsäure. Essen Sie Fleisch, entsteht Harnsäure, Schwefelsäure oder Salpetersäure. Betreiben Sie Sport im anaeroben Bereich, produzieren Sie Milchsäure. Führt Ihr Tagesablauf zu Stress, lernen Sie Salzsäure kennen. Der Wein lässt Weinsäure und Schwefelsäure entstehen, und selbst dem Mineralwasser, das alleine so gesund sein könnte, wird Kohlensäure beigemischt, die den Körper sicher nicht aufbaut.

Der Hauptgrund für Übersäuerung ist deshalb beim Menschen selbst zu suchen: **Eigene Unkenntnis und Fehlverhalten! Informieren Sie sich nicht, sind Sie dem System ausgeliefert und werden zu dem, was die anderen aus Ihnen machen!**

Meiden Sie Säure, wo Sie nur können, bzw. gleichen Sie durch basische Nahrungsergänzung aus!

Natürlich wissen wir, dass uns die Haut als Säureschutzmantel umgibt und unser Magen im Verdauungsprozess von Proteinen Salzsäure produziert.

Aber der restliche Organismus funktioniert am besten im neutralen oder basischen Bereich. Ihr Blutdruck sinkt. Sind Sie übersäuert, steigt er an. Ihr Blutzucker wird herabgesetzt, im übersäuerten Zustand erhöht er sich. Ihre Atmung beruhigt sich unter basischen Umständen; sie beschleunigt sich, wenn Sie übersäuert sind. Alles messbar.

Sind Sie basisch, sind Sie weniger empfindlich auf UV-Strahlen. Im übersäuerten Zustand erleben Sie das Gegenteil. Mehr darüber lesen Sie im Kapitel „Die Sonnen-Lüge".

Jeder Medizinstudent wird Ihnen bestätigen, dass es eine ganze Reihe von weiteren Säurebildnern gibt, die uns belasten. Dazu zählt die Eiweißverdauung, jeder Energievorgang in den Zellen setzt Säure frei. Stress und Angst bewirken ebenso säurefördernde Reaktionen im Organismus. Sind Sie einmal krank, bekommen Sie Medikamente, die weitere Säure hervorlocken, und Ihre Chancen, diesem Hamsterrad zu entweichen, werden immer geringer.

Fakt ist: Alle hier aufgeführten Beispiele, die zu einer Übersäuerung des Organismus führen, sind gleichzeitig auch entscheidende Kalziumräuber.

Ein Teil unseres Nahrungskalziums, das ohnehin schon nicht ausreicht, um den Tagesbedarf abzudecken, muss dazu herhalten, die entstehenden Säuren abzupuffern und zu neutralisieren. *Hält dieser Zustand an, bedient sich der Körper dann aus dem Knochengerüst.*

Das „richtige" Kalzium wirkt also im Organismus und trägt, vorausgesetzt in ausreichender Menge, zum gesunden Säure-Basen-Haushalt bei. Schon hier erkennen Sie sicherlich, dass eine tägliche Kalziumzufuhr zur Prävention von leichten bis zu tödlichen Krankheiten unumgänglich ist. Mehr zum aufnahmefähigsten Produkt, das auf dem Markt zu finden ist, erfahren Sie im letzen Kapitel: „Das Wunder von Okinawa!"

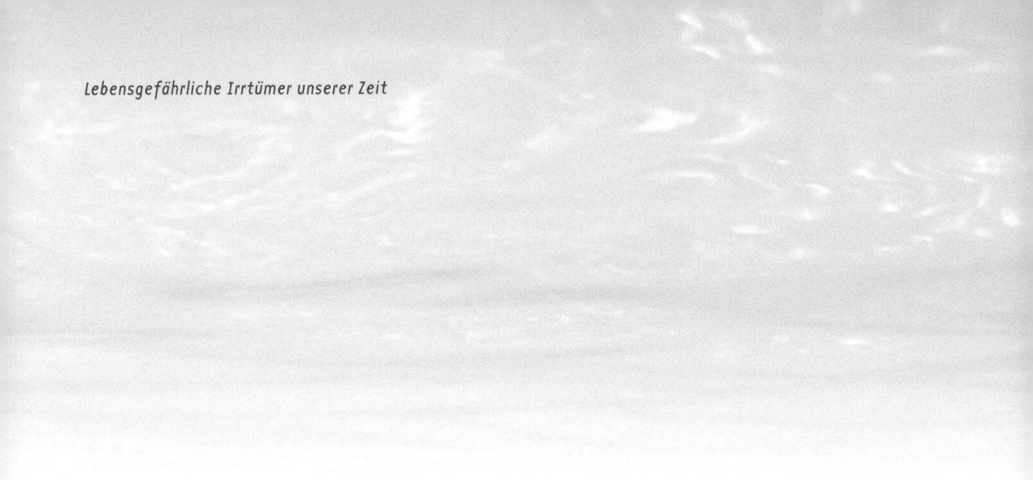

*Frage nicht, was der Staat für dich tun kann,
sondern warum er es nicht tut.*

Gerhard Kocher (Werk: Vorsicht, Medizin)

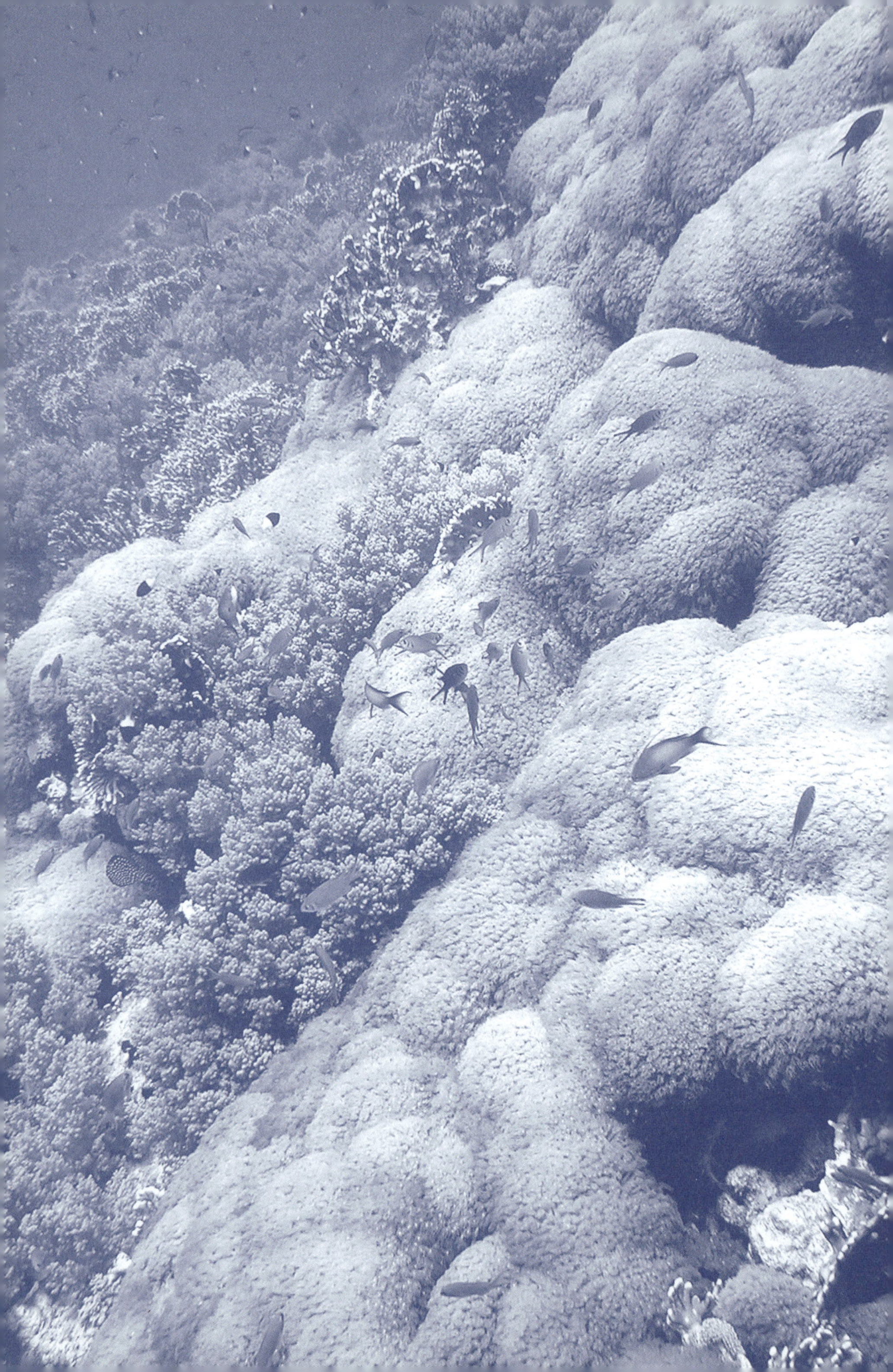

Kapitel 3
Vitalstoffe für ein gesundes und langes Leben

1. Der Irrsinn mit den Dosierungsempfehlungen!

Die vorgegebenen, maximal erlaubten Tagesmengen von Vitaminen und Mineralien sind vollkommen absurd.
Sie sind viel zu niedrig und fördern so vorzeitiges Altern, Krankheit und frühen Tod.

(Dr. med. Karl Reich)

In, unserer Ansicht nach, krimineller Art und Weise hat die deutsche Regierung die frei erfundenen, empfohlenen Tagesmengen z.B. für Nahrungsergänzungsprodukte aus unserer Natur, mit lebenswichtigen Vitaminen und Mineralien, zum Gesetz gemacht.

Der Zoll lässt wirksame Produkte, die sie problemlos in jedem anderen "freien" Land erhalten können, erst gar nicht nach Deutschland.

Wie kommen diese so genannten Dosierungsempfehlungen eigentlich zustande? Was steht hinter dem Begriff „Bedarf"?

Die Weltgesundheitsorganisation (WHO) bezeichnet den Bedarf als die kleinste Nährstoffmenge, die überhaupt zugeführt werden muss, um Mangelerscheinungen, die zu Krankheit oder Tod führen könnten, zu vermeiden.

- *Führen Sie also nicht zu, werden Sie krank!*
- *Führen Sie längere Zeit nicht zu, werden Sie schwer krank!*
- *Führen Sie sehr lange nicht zu, sterben Sie!*

Eine Empfehlung für den so genannten Tagesbedarf, an Vitamin C in der EU = 30 mg, die von der Deutschen Gesellschaft für Ernährung oder der Weltgesundheitsorganisation nach Gesetzesverabschiedung für alle Menschen z.B. in Deutschland wie ein Eimer übergestülpt wird, ist also die kleinste Nährstoffmenge, die Sie unbedingt täglich zu sich nehmen müssen, damit Sie nicht an Skorbut sterben. Dies wäre die logische Folge, bei dauerhaftem Mangel an Vitamin C.

Schaut man sich das Kleingedruckte der WHO genauer an, stellt man fest, dass es bei der Verteilung dieser Werte gar nicht um unser Geschlecht geht oder um unsere körperliche bzw. geistige Tätigkeit, die wir ausüben, oder was ebenso eine logische Schlussfolgerung wäre – um irgendwelche Umweltfaktoren, die uns beeinflussen. Nein, ganz und gar nicht. Die Verteilung dieser Werte, hängt davon ab, in welcher Region Sie leben, aus welchem Land Sie kommen. Das ist schon alles.

Nehmen wir beispielsweise Vitamin D und sehen genauer hin, stellen wir fest, dass unseren französischen Nachbarn 10 Mikrogramm täglich gewährt werden, den Kanadiern beispielsweise nur 2,5 Mikrogramm, und wir Deutschen dürfen uns mit ***5 Mikrogramm Vitamin D*** *begnügen. Und so läuft das bei allen Mineralien und Vitaminen ab!*

Für Nichtmediziner hier noch eine wichtige Erläuterung:
1 Milligramm = 1 Tausendstel Gramm
1 Mikrogramm = 1 Millionstel Gramm

Wir haben mal in einer Apotheke in Deutschland angefragt, ob es bedenklich wäre, wenn wir evtl. auch etwas mehr Vitamin D einnehmen, da wurden wir deutlich gewarnt, dass wir das lieber nicht tun sollten, da es im Körper toxisch (giftig) werde. Wow. Nun ist klar, warum alle Menschen so verunsichert sind, denn um ein Haar wären wir es auch gewesen. Oder war das etwa nur ein unglücklicher Einzelfall? Fragen Sie selbst nach. Nun aber weiter im Text.

Legt man dann die Bedarfswerte aller Ländern nebeneinander, wird man mit dem Staunen nicht mehr fertig, denn von der geringsten Empfehlung einer Landesregierung zur höchsten Empfehlung einer anderen Landesregierung liegen **nicht selten 400-1.000%** Unterschied oder manchmal sogar mehr.

Das sieht uns doch schon sehr stark nach Glücksspiel aus, was hier abläuft. Wenn es nicht so traurig wäre, könnte man sogar darüber schmunzeln, wie unterschiedlich doch die Meinungen der Gesetzgeber bei so einem wichtigen Thema auseinandergehen. Es geht hier immerhin um Ihr Leben, um Ihre Lebensqualität bzw. im Umkehrschluss um unnötige, schwere Krankheiten oder um vorzeitigen Tod.

Denken Sie jetzt, so schlimm wird´s ja wohl nicht sein? Denken ist erlaubt. Wir dachten das auch, bis wir in die Praxis übergingen.

Wenn sie wirksame Produkte in Deutschland einführen wollen und plötzlich feststellen, dass es unseren Gesetzgebern mit diesen so genannten „Bedarfs-Empfehlungen" sehr ernst ist, wird klar, was hier abläuft. Sie bekommen die Ware erst gar nicht ins Land. Schließlich gibt es ja bereits genug teure Chemie in der Apotheke.

Diese Erfahrung machten wir übrigens vor ca. fünf Jahren auch mit dem wertvollen, absolut natürlichen, 0,0 Prozent chemischen Korallen-Kalzium, dessen Tagesbedarf-Empfehlung in den USA dreimal so hoch ist wie in Deutschland. Absolutes Einfuhrverbot! Also mussten zuerst Füllmenge, Verpackung, Etikett geändert werden, um in so gut wie „wirkungsloser Dosierung" das Nahrungsergänzungsprodukt auf den Markt bringen zu dürfen.

Könnten da evtl. ganz andere Interessen dahinter stehen? Was meinen Sie?

Werben Sie in Deutschland mit höheren als den vom Gesetzgeber erlaubten Tagesdosierungen, machen Sie sich strafbar. Punkt.

An wem wurde eigentlich der „Bedarf" getestet, der folglich nicht zu Mangelerscheinungen führen soll? Doch nicht am Menschen, oder? Nein. Das wäre unethisch. Die für eine repräsentative Studie notwendige Anzahl an Menschen so lange unter Vitamin-/ bzw. Mineralien-Entzug stellen, bis sie gestorben sind, um danach repräsentative Grenz- und Mindestwerte zu haben, das kann man natürlich nicht machen.

Wie will man dann überhaupt wissen, wie hoch unser Bedarf wirklich ist, wenn es niemals am Menschen getestet wurde? Wie will man wissen, wo unsere Grenzen sind, was uns gut tut und was nicht?

Da uns diese hochkomplizierte biochemische Formel, die hierfür festgelegt wurde, gar nicht interessiert, möchten wie Sie auch nicht damit langweilen.

Was uns allerdings sehr wohl interessiert und was auch Sie interessieren sollte, ist, dass Mangelerscheinungen von Vitaminen und Mineralien zu sehr viel unnötigen Schmerzen, Leiden, Krankhei-

ten und Tod führen! Und wir wissen, weil wir es selbst lange genug getestet haben, dass die vorgegebenen Empfehlungen völlig absurd sind.

Der zweifache Nobelpreisträger Linus Pauling hat über 4 Jahrzehnte hinweg mit großem Erfolg teilweise die 10.000fache Dosis der erlaubten Tagesmenge zu sich genommen und hat damit ein sehr langes und gesundes Leben geführt.

Ein weiteres Beispiel für deutschen Idiotismus:

Die erlaubte Einfuhrmenge für Vitamin D ist 400iU. Eine Minute Sonnenlicht produziert bereits 3.000iU Vitamin D. Muss die Sonne jetzt ins Gefängnis?

iU = 1 internationale Einheit (unit) pro Liter
Hierbei handelt es sich um die Enzymaktivität, die pro Minute unter definierten Bedingungen die Umwandlung von einem Mikromol Substrat katalysiert.

Eine Studie der Universität von Chicago mit 773 Personen und 64 Hunden, ergab, dass eine Tagesdosis von 1.500.000 iU. Vitamin D (30 mg) für die Gesundheit extrem förderlich ist. Hallo Deutschland!

Der britische medizinische Forschungsrat hat bei einer Studie mit 5.000 Personen sowie die Universität von Süd-Kalifornien mit einer Studie an 11.384 Personen belegt, dass die Einnahme wirksamer Vitamine und Mineralien die Todesrate halbiert und die Sterberate durch Krebs und Herzerkrankungen um das 10fache zurückgeht.

Bis heute glauben die meisten Ärzte nicht einmal an den Zusammenhang von Ernährung und Krankheit. So gut geschult und fortschrittlich sind die.

Lügen wie Krankheiten sind genetisch bedingt, Pech oder Schicksal bestimmen die Meinung der breiten Masse. Und es gibt in der Ausbildung für Ärzte bis heute keinen ernstzunehmenden Kurs für gesunde Ernährung oder Ernährungstherapie.

Spätestens ab heute wissen auch Sie, dass Ärzte und Pharmazie die beiden Gruppen mit den weltweit meisten Vorteilen durch Krankheit sind!

Der Leiter des Gesundheitsministeriums der USA, David Kessler: "Als meine Frau schwanger war, habe ich besonderen Wert darauf gelegt, dass sie die richtigen Vitamine zu sich nimmt."

Die Pharmazeutische Industrie hat kein Interesse an der Erforschung von natürlichen Heilungsmethoden oder Stoffen, weil sie diese nicht patentieren lassen und somit kein Geld verdienen kann. Ergebnis: keine Forschung!

Ein Arzt hat erfahrungsgemäß ca. 300 Patienten. Sind die alle gesund, ist er pleite, oder?

> *Man sollte nie zu einem Arzt gehen,*
> *ohne zu wissen, was dessen*
> *Lieblingsdiagnose ist.*

Henry Fielding

Moderne Wissenschaftler wissen schon lange, dass Krankheiten durch falsche Ernährung entstehen. Es ist also nur logisch, zu glauben, dass eine gute Ernährung Krankheiten heilen kann.

Wir sollten es halten wie die Chinesen, die den Arzt nur bezahlen, solange sie gesund bleiben.

Es sterben Tausende täglich an den Nebenwirkungen von Medikamenten. Haben Sie schon mal davon gehört, dass jemand an den Folgen guter Ernährung gestorben ist?

Prof. Peter H. Duesberg und Brian J. Ellison beweisen in ihrem Buch „Warum wir den Kampf gegen AIDS niemals gewinnen werden", dass Aids nicht von dem HIV-Virus, sondern von den Nebenwirkungen von Medikamenten ausgelöst wird.

So wie Skorbut, von Seefahrern so gefürchtet, einfach durch Vitamin C geheilt oder verhindert wurde, könnten viele andere Krankheiten mit Vitaminen geheilt werden.

Alle Aidskranken sind eine lebenslange Einnahmequelle für Ärzte und Pharmazie und vor allem für den Staat, der durch das Finanzamt gewaltig mitverdient. Das ist auch einer der Gründe, warum der Staat viele Entwicklungen unterstützt und fördert.

Das AZT-Medikament, mit dem Aidspatienten voll gestopft wurden, wurde in den 60er Jahren als Krebsmedikament entwickelt. Es blockiert die Replikation der DNS. Diese Droge tötete zahllose Menschen, wie Sie in dem Buch „Gift auf Rezept – die AZT-Story" nachlesen können. Eine offizielle Studie beweist, dass Tausende sinnlos starben.

Sehen wir uns nun einmal die so lebenswichtigen VITALSTOFFE (unser Überbegriff für Vitamine, Mineralstoffe, Spurenelemente und Mikronährstoffe) etwas genauer an.

2. Lebenswichtige Vitalstoffe!

Wer nicht jeden Tag etwas für
seine Gesundheit aufbringt,
muss eines Tages sehr
viel Zeit für die Krankheit opfern.

Sebastian Kneipp

Was Sie unbedingt über Ihre Vitamin- und Mineralstoffversorgung wissen sollten!

Unser Körper besteht aus dem Baustoff Eiweiß, greift auf Energieträger wie Fett und Kohlenhydrate zurück und benötigt Regler und Schutzstoffe für ein optimales Wohlbefinden.
Diese Regler und Schutzstoffe nennt man Vitamine und Mineralien!

Sie haben im gesamten Stoffwechselgeschehen, bei mehr als 50.000 Stoffwechselvorgängen und weit darüber hinaus, äußerst wichtige Funktionen.

Vitamine und Mineralien liefern unsere **Lebensenergie.**

Vitamine und Mineralien brauchen einander dringend und würden auf sich alleine gestellt wesentlich geringere Wirkung erzeugen. Sie sind die Baustoffe im Gewebe und für viele Zellaktionen notwendig.

Mineralstoffmenge im Körper (Orientierungswerte) in Gramm bei einem Körpergewicht von 70 kg

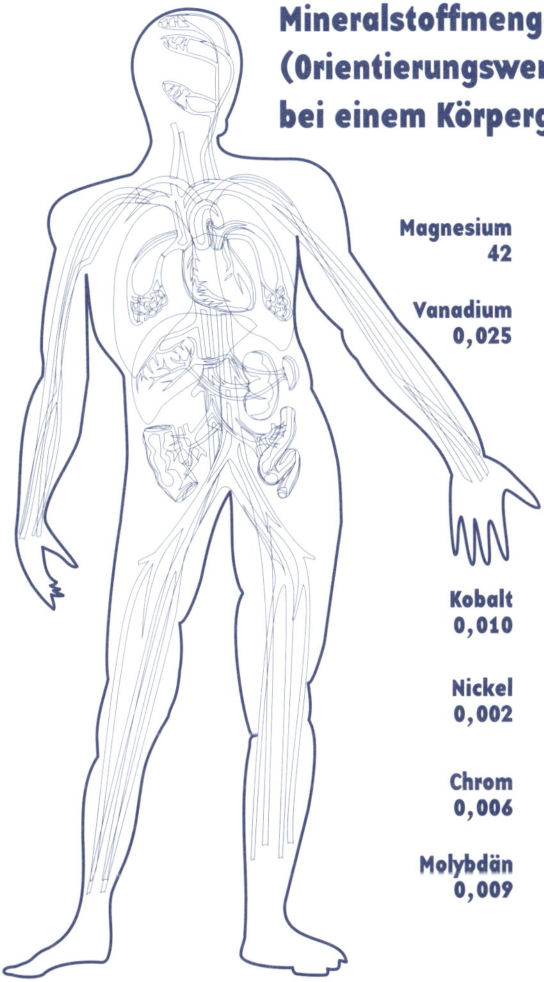

Magnesium 42	**Kalzium** 1200	**Jod** 0,013
Vanadium 0,025	**Schwefel** 200	**Mangan** 0,02
	Kalium 140	**Selen** 0,015
	Eisen 4,5	**Chlor** 115
Kobalt 0,010	**Silizium** 18	**Zink** 2,3
Nickel 0,002	**Fluor** 2,6	
Chrom 0,006	**Kupfer** 0,1	
Molybdän 0,009		

Unser gesamter Körper besteht zu ca. 4-5 % aus Mineralmaterie.

Die Natur liefert uns nicht mehr genügend dieser Vitalstoffe!!!

Der britische Wissenschaftler Prof. David Thomas aus London fand heraus, dass Obst und Gemüse vor 50 Jahren deutlich mehr Vitalstoffe enthielten.

So liefert Brokkoli 68% weniger Kalzium, 52% weniger Folsäure. Bohnen kann man heute 38% weniger Kalzium abgewinnen und 61% weniger Vitamin B. Möhren enthalten 57% weniger Magnesium als noch vor 50 Jahren und Äpfel 80% weniger Vitamin C.

Und das ist nur ein kleiner Auszug.
Der Hauptgrund sind die heutigen Anbaumethoden und die Tonnen an Kunstdünger, die verwendet werden.

Was heute jeder Ernährungsexperte bestätigt, galt vor 40 Jahren als Sensation:

Damals fanden Wissenschaftlicher nämlich heraus, dass es möglich ist, sich mittels so genannter Vitalstoffe (das ist der Sammelbegriff für Vitamine, Mineralstoffe, Spurenelemente und Mikronährstoffe) vor akuten chronischen Erkrankungen wirksam zu schützen.

Der US-Amerikaner Linus Pauling (1901-1994) – Chemiker, Physiker, Kristallograph und Molekularbiologe sowie zweifacher Nobelpreisträger – lieferte einen erheblichen Beitrag zu diesen Erkenntnissen, befolgte selbst die Grundsätze und blieb fit bis ins hohe Alter.

Seine Lehre beruht auf der Zufuhr von hochdosierten Vitalstoffen, wie Sie bereits wissen. Die Betonung liegt auf „hochdosiert", denn die für Alter, Wachstum, Schwangerschaft sowie zur Erhaltung der körperlichen und geistigen Vitalität erforderlichen Mengen können wir mit unserer täglichen Ernährung gar nicht aufnehmen.

Ich höre auch heute immer wieder den nicht mehr so klugen Ausspruch: „In unserer Nahrung ist doch alles drin." Das ist ein lebensgefährlicher Irrtum!!!

Erschütternde Studie aus dem Jahr 1998

1998 wurde ein so genannter Bundes-Gesundheits-Check durchgeführt, unter anderem unter Mitwirkung des Robert-Koch-Instituts in Berlin. Dabei wurden 4.000 repräsentativ ausgewählte Bürger sehr ausführlich nach ihren Ernährungsgewohnheiten befragt. Nach der Auswertung ergaben sich für die Vitalstoffe und damit für unsere Gesundheitssituation teilweise erschütternde Ergebnisse:

Männer waren durch die Bank mit Balaststoffen, Vitamin D und Folsäure unterversorgt. Zudem haperte es erheblich bei der Jod- und Zinkversorgung. Nur etwa die Hälfte nahm genügend Vitamin E zu sich. Bei Frauen betraf die suboptimale Versorgung dieselben Nährstoffe. Bei ihnen kam noch eine Unterversorgung mit den Vitaminen B1, B2 sowie mit Eisen und Phosphor hinzu. Um nur einen kleinen Auszug darzustellen.

Aber auch diese erschütternden Erkenntnisse haben kaum jemanden zum Handeln animiert. Es wurde argumentiert, dass die Empfehlungen der DGE (Deutschen Gesellschaft für Ernährung) ohnehin einen Sicherheitszuschlag enthalten und man nicht von einer Mangelsituation reden könne. Außerdem würden 22% aller Frauen und 18% aller Männer mehr als einmal pro Woche Nahrungsergänzungsmittel, aber auch Jodsalz zu sich nehmen.

Es geht um Lebensenergie!

Nehmen Sie ältere Menschen. Gerade im Alter erhöht sich unser Mineralstoffbedarf enorm. Das hängt schon alleine damit zusammen, dass die Nahrungsaufnahme quantitativ zurückgeht und dieser gleichzeitig weniger Inhaltsstoffen gegenüberstehen. Viele ältere Menschen haben weniger Appetit oder kämpfen mit Kau- oder Schluckbeschwerden und essen allein deshalb schon weni-

ger. Vielfach ernähren sie sich mit Fertiggerichten oder werden im Altenheim beköstigt. Und dies unberücksichtig davon, dass in der Nahrung ohnehin nicht mehr ausreichend Schutzstoffe vorhanden sind.

Auch hier gibt es nackte Tatsachen:

Menschen, die älter als 65 Jahre sind, nehmen durchschnittlich weniger als 50% der empfohlenen Mengen an Folsäure, Kalzium und Vitamin D auf. Altenheimbewohner liegen noch einmal 5-15% weiter darunter.

Dabei könnte sogar mit absolut geringem finanziellen Aufwand der Bedarf durch sinnvolle Nahrungsergänzung gedeckt werden.

Uns bekannte, für den Organismus gut aufnahmefähige Korallen-Kalzium-Produkte aus Japan, insbesondere in Verbindung mit weiteren lebenswichtigen Vitalstoffen und der wichtigen Kalzium- und Magnesium-Kombination 2:1, sowie höchster Reinheit, liegen in Deutschland bei 0,75 Cent bis 1,50 € pro Tag an Kosten pro Person. Bitte bedenken Sie immer, dass ein gesunder Körper und Geist Ihr wichtigstes Handwerkszeug darstellt.

Japanische Wissenschaftler der C.E. Cross University of California/ USA und am Institute of Preventive Oncology, Tokyo/Japan, haben herausgefunden und veröffentlicht, dass der Alterungsprozess um mindestens 5, wahrscheinlich sogar um 10 bis 15 Jahre verzögert werden kann, wenn man durch gut aufnahmefähige und sinnvolle Nahrungsergänzung seinen Vitalstoffbedarf deckt.

Die wichtigsten Vitalstoffe für Ihre Gesundheit und Vitalität sind:

Vitalstoff -	**Auszug der wichtigsten Vertreter**
Vitamine	A, C, B1, B2, B3, B6, B12, D, E, K, Folsäure Pentothensäure, Biotin
Vitaminoide (vitaminähnliche Substanzen)	Carnitin, Coenzym Q10
Mineralstoffe	**Kalzium**, Kalium, **Magnesium**
Spurenelemente	Eisen, Zink, Jod, Selen, Mangan
Essentielle Fettsäuren	Omega-3-Fettsäuren

Kalzium und Phosphor sind wesentliche Bestandteile unserer Knochen. Dabei kommt Kalzium (Kalk) in größeren Mengen verhältnismäßig in ganz wenigen Nahrungsmitteln vor, wodurch Kalzium-Mangel die häufigste Form einer Mineralstoffunterversorgung darstellt.

Wofür brauchen wir speziell Kalzium?

Bertelsmann Lexikon 2005 Kalzium i.V.m. Stoffwechsel und Ernährung (auszugsweise):

...Kalzium ist an den wichtigsten Zellfunktionen beteiligt. Bewegung der Muskeln, Aufnahme und Abgabe von Substanzen durch die Zellmembran, Zellbeweglichkeit, Wanderung der Chromosomen vor der Zellteilung, Glykogenstoffwechsel, Synthese und Freisetzung der Transmitter. Kalzium ist beim Aufbau von Knochen und Zähnen beteiligt. ... Kalzium reguliert die Erregung von Nerven und Muskeln, wirkt abdichtend auf die Gefäße, antiallergisch und fiebersenkend; es ist ein wichtiger Faktor bei der Blutgerinnung. ... Kalziummangel kann zu akuten nervösen und allergischen Krisen und im Gefolge einer geringen Erregbarkeit der Zellen zu Krämpfen (Tetanie) führen. ...

AOK – Die Gesundheitskasse zum Thema Kalzium
www.aok.de

Kalzium ist einer der wichtigsten Mineralstoffe für den menschlichen Organismus. Über ein Kilo Kalzium befindet sich im Körper des Erwachsenen; im Knochengerüst und den Zähnen knapp 99 Prozent. Kalzium ist also für den Aufbau und die Stabilität der Knochen und Zähne verantwortlich, aber auch für die Blutgerinnung, die Kontraktion von Muskeln und die Reizübertragung der Nerven. Die Deutsche Gesellschaft für Ernährung empfiehlt Erwachsenen, pro Tag 800 bis 1.000 Milligramm Kalzium aufzunehmen. Besonders für alte Menschen oder Frauen mit Osteoporose ist es wichtig, den Kalziumbedarf täglich zu decken.

Ca. 1,5 % unseres Körpergewichts besteht aus Kalzium! Kalzium befindet sich z.B. in unseren Knochen und im Serum in ionisierter Form.

Ein Baby kommt mit ungefähr 20-30 Gramm Kalzium in seinen Knochen zur Welt. Bis zum Alter von 20 Jahren werden ca. 90% der Gesamtmasse des Knochens gebildet. Die restlichen 10% der Knochenmasse werden bis zum Alter von 25-30 Jahren angesammelt. **Danach nimmt die Knochenmasse kontinuierlich ab.**

Kalzium selbst wird im Körper mit etwa 1.200 Gramm gespeichert. Unser Darm entnimmt aus der Nahrung unter normalen Umständen pro Tag etwa 300 Milligramm Kalzium, das die unvermeidbaren täglichen Kalziumverluste durch Stuhl und Urin ersetzt. Allerdings muss das Kalzium-Nahrungsangebot bei älteren Menschen erhöht werden, denn sie brauchen mindestens 1.500 Milligramm pro Tag bzw. mehr, da der ältere Organismus größere Mühe hat, das Kalzium aus der Nahrung zu entnehmen.

Ein Mangel an Kalzium führt bei Kindern zu Rachitis, bei Erwachsenen zu Knochenerweichung und erhöhter Erregbarkeit des Nervensystems und der Muskulatur. Kalziummangel steht heute auch im Verdacht, Osteoporose zu fördern.

Sie wissen bereits, dass Kalzium in den Zellen eine lebenswichtige Rolle spielt. Es wirkt knochenaufbauend und ist für die Festigkeit der harten Gewebe sowie der Knochen und Zähne verantwortlich.

Kalzium wirkt auch entzündungshemmend. Ebenso unterstützt es die Produktion der Nebennieren.

Das lebenswichtige Vitamin D

Wissenschaftler empfehlen, wie Sie bereits erfahren haben, 1.500.000 iU Vitamin D pro Tag, Deutschland erlaubt 400 iU. 1 Million iU Vitamin D sind gerade mal 3 Salzkörner groß.

Obwohl es niemals einen wissenschaftlichen Beweis für Toxiat von Vitamin D gegeben hat, werden völlig frei erfundene Werte als Gesetz behandelt. Die Aussagen, mit denen sich die Medizin immer wieder neu windet: Mehr als 400 iU könnten giftig sein. Das ist gleichzeitig die typische Aussage von inkompetenten Nichtwissern.

Begegnet man diesen Falschinformationen mit Fakten, erhält man die lapidare Antwort: „Hochinteressant, aber es liegen noch nicht ausreichend Informationen vor!"

Die Staatsuniversität von Louisiana veröffentlichte eine Langzeitstudie, wonach selbst mehrere Millionen iU von Vitamin D absolut sicher sind.

Fakt ist: Ohne Kalzium gibt es kein Leben!

Vitamin A

Die ebenfalls absurde Vorgabe von Vitamin A liegt bei 5000 iU pro Tag! Ein einfaches Mittagessen mit Karotten oder Leber, Kartoffeln oder Spinat, rotem Paprika oder Aprikosen enthält bereits mindestens 1 Million iU Vitamin A.

Die Chinesische Universität von Linxan und das amerikanische Krebsinstitut weisen in Studien nach, dass Vitamin A mit Vitamin E und Selen den Krebstod dramatisch herabsenken lässt.

Mangel an Vitamin A verursachte Magenkrebs bei Laborratten.

Dennoch scheint es effektiver für die Pharmazie zu sein, für Milliarden künstliche Stoffe zu entwickeln, die die kostenlosen natürlichen Stoffe imitieren sollen.

500.000 Kinder erblinden jährlich in unterentwickelten Ländern an Vitamin-A-Mangel.

Wann, bitte, hört dieser Wahnsinn endlich auf?

Vitamin C ist unliebsame Konkurrenz für Herzmedikamente

Verwirrung um die vielfach belegten positiven Wirkungen von Vitamin C stiftet eine kürzlich angekündigte amerikanische Studie über angebliche Nebenwirkungen des Vitamins auf die menschliche Arterienwand. Aufruhr erzeugte die Vorabmeldung eines Arztes der University of South Carolina besonders in medizinischen Fachkreisen, da sie im Widerspruch zu Hunderten vorherigen Studien plötzlich spekuliert, Vitamin C könne das Herzinfarktrisiko „möglicherweise" vergrößern.

„Hier wird systematisch versucht, die einzige ursächliche Behandlung von Herzinfarkt in Misskredit zu bringen, um einen Milliardenmarkt an synthetischen Pharmazeutika vor seiner schärfsten Konkurrenz zu schützen", kommentierte der deutsche Arzt und Forscher Dr. med. Matthias Rath. „Bei dieser angeblich wissenschaftlichen Untersuchung wurde tatsächlich mehr in veralteten Bibliotheken geforscht, als in irgendeinem Labor – bisher hat niemand die eigentliche Studie zu Gesicht bekommen."
Hintergrund der Schlammschlacht der Industrie gegen das Vitamin sind aktuelle Forschungen, die Herzinfarkt und Schlaganfall

eindeutig als Mangelsymptome von Vitamin C entlarven. Damit bietet der Naturstoff eine extrem kostengünstige und gleichzeitig effektive Alternative zu den nebenwirkungsreichen Pharmazeutika der Industrie, deren Kosten mittlerweile für das Gesundheitssystem untragbar geworden sind. Da Vitamin C als Naturstoff nicht patentierbar ist und nur mit geringen Gewinnen vermarktet werden kann, versucht die Industrie seit Jahren, die unliebsame Konkurrenz durch Negativ-Kampagnen vom Markt zu verdrängen.
Die inzwischen erdrückend gewordene Beweislast für die positive Wirkung des Vitamins zwingt die gewinnorientierte Pharmaindustrie jetzt immer häufiger zur Veröffentlichung von angeblichen „Nebenwirkungen". Dabei gibt sie Studien oftmals bei Wissenschaftlern in Auftrag, die finanziell von ihr abhängig sind. Der Trend hin zur Therapie mit nebenwirkungsfreien Naturstoffen ist indes nicht mehr aufzuhalten und tritt einen Siegeszug durch die Arztpraxen und Krankenhäuser an.

Nur zu Ihrer Information:

In seinem Buch-Bestseller Nr. 1 laut New York Times, dem meistverkauften Gesundheitsbuch aller Zeiten, mit 15 Millionen verkauften Exemplaren innerhalb von 14 Monaten, beweist Kevin Trudeau, dass natürliches Vollspektrum-Vitamin-E die meisten Herz-Kreislauf-Probleme vollkommen ausheilen kann. (Natural Cures they dont want you to know about)

Suchen Sie weitere Informationen zu Vitaminen und Mineralstoffen, da in diesem Buch nur in aller Kürze vorgestellt, finden Sie umfangreiche Lektüren im Buchhandel oder im Internet.

Kostenlose Gesundheitstests finden Sie bei www.vlformulas.com

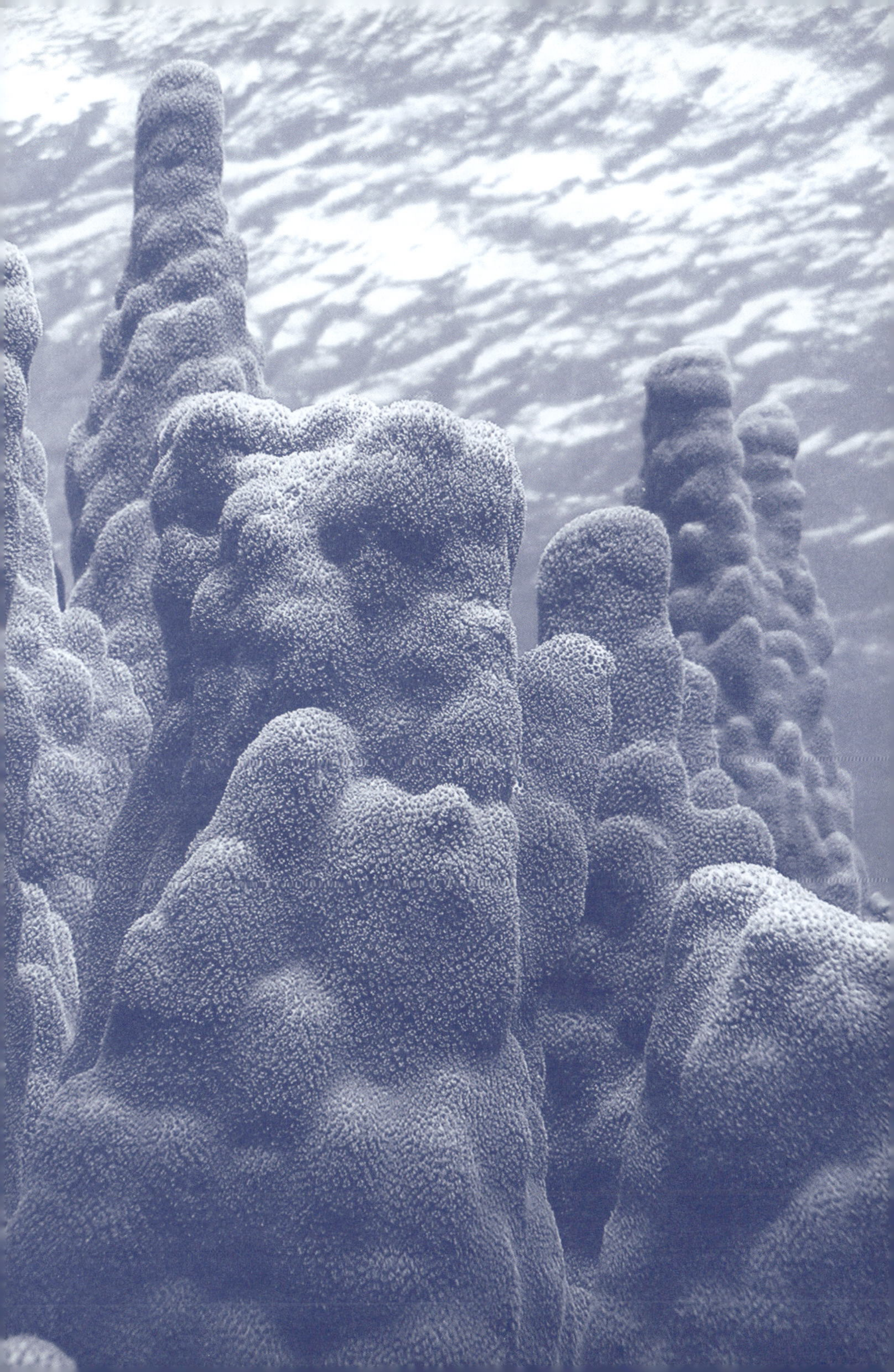

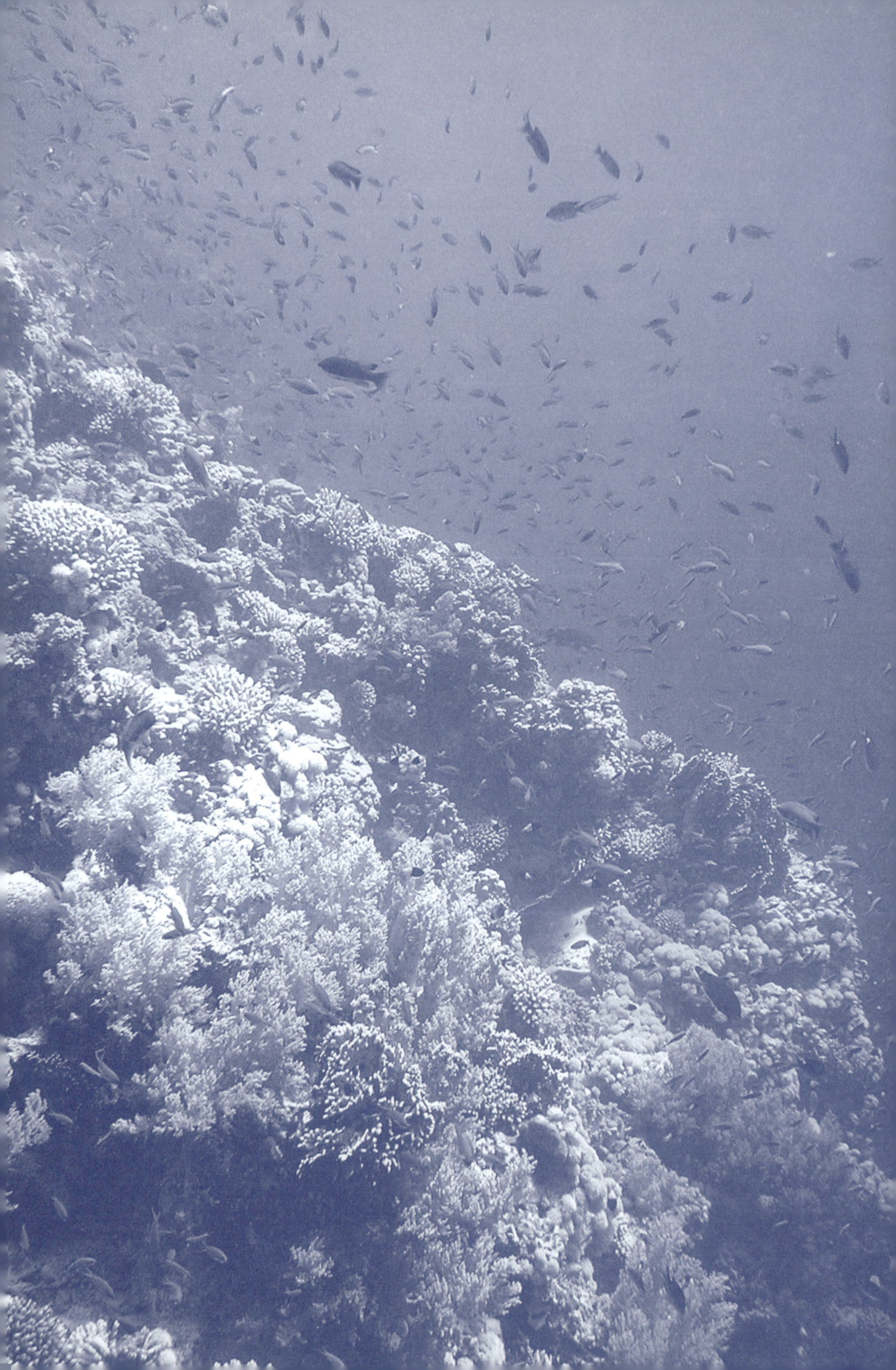

3. Warum braucht Kalzium Magnesium?

Ein gesunder Mensch ist auch nur ein Mensch, der nicht gründlich genug untersucht wurde.

Anonym

Eine besondere Beachtung gebührt nun dem Magnesium!

Magnesium wurde bereits vor längerer Zeit von vielen Wissenschaftlern und Forschern als einer der wichtigsten Mineralstoffe für unsere Gesundheit erkannt.

Wenn beim Menschen der Magnesiumgehalt des Blutes von 2,2 Milligramm auf 1 Milligramm sinkt, steigen der Cholesteringehalt und der Reststickstoff bedenklich an.

Der französische Forscher Dr. Delbet hat in langjähringen Untersuchungen in Gebieten mit magnesiumarmen Böden eine höhere Anzahl an Krebskranken festgestellt. Es besteht auch meiner Meinung nach heute kein Zweifel, dass ständige Störungen des Mineralsalzhaushalts eine der vielen Ursachen des Krebsleidens sind.

Obwohl wir etwa 1.200 g Kalzium im Körper haben und nur etwa 42 g Magnesium, ist unser täglicher Bedarf an beiden Elementen nahezu gleich hoch. Das unterstreicht die Bedeutung des Magnesiums für unseren Stoffwechsel.

Um Kalzium optimal absorbieren zu können, braucht der Körper bestimmte Mengen des Magnesiums. Z.B. Milch und Milchprodukte (wie bereits im Kapitel „Milch ist gesund?" beschrieben) enthalten nur kleine Mengen Magnesium. Ohne die Anwesenheit von Magnesium absorbiert der Körper nur 25% des verfügbaren Milchkalziumgehalts.

Das übrige Kalzium verursacht Schäden. **Ohne Magnesium benutzt der Körper das überschüssige Kalzium in schädlicher Weise.** Der Körper benutzt Kalzium, um Ablagerungen an den Arterienwänden zu errichten. Blutgefäße werden aufgrund der Kalziumablagerungen enger, Sauerstoff wird weniger und langsamer zu den lebenswichtigen Organen transportiert. Arteriosklerose ist im Anflug. Überschüssiges Kalzium wird durch die Nieren in schmerzhafte Steine umgewandelt und trägt zu Arthritis bei, oder nicht selten entsteht schmerzhafte Gicht.

Die von uns empfohlenen Tagesdosen sind min. 1.500 mg für Kalzium, 750 mg für Magnesium, also das Verhältnis 2:1, wie es optimal im Korallen-Kalzium vor den Inseln von Okinawa unter Wasser gefunden wurde. Damit ist die 100%ige Resorption und Bioverfügbarkeit garantiert, und es bleiben keine negativen Abfallprodukte in den Blutgefäßen, die zu dauerhaften Ablagerungen führen, zurück.

Von den uns bekannten Mineralien ist das Magnesium wie ein Lehrer im Klassenzimmer. Der eine oder andere Schüler kann fehlen, aber der Lehrer darf das nie, sonst ist die Unordnung perfekt. An Magnesium dürfte es niemals fehlen, weil durch Magnesium das mineralische Gleichgewicht geschaffen wird.

Magnesium, nennen wir es das Salz der inneren Ruhe und Belastbarkeit, leitet Kalzium an die richtigen Stellen und holt es aus den Knorpeln, Membranen und Knochengelenken heraus, um es an den Knochen abzulagern. Damit werden die Knochen fester, die Knorpel werden wieder weicher und die Membran wieder geschmeidiger.

Ohne Magnesium kann kein Kalzium verwertet werden!!!!

Wissenschaftler haben herausgefunden, dass zur optimalen Erhaltung des Kalzium-Magnesium-Gleichgewichts ein Verhältnis von 2:1 zu beachten ist.

Die Kalziumaufnahme wird verbessert durch Vitamin D und Vitamin C.

Alle diese Bestandteile und einige mehr sind in optimalem Verhältnis in der Natur bereits vorhanden:

im Korallen-Kalzium.

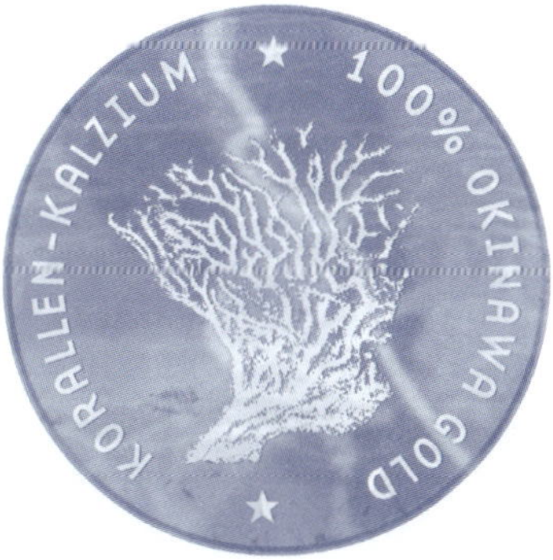

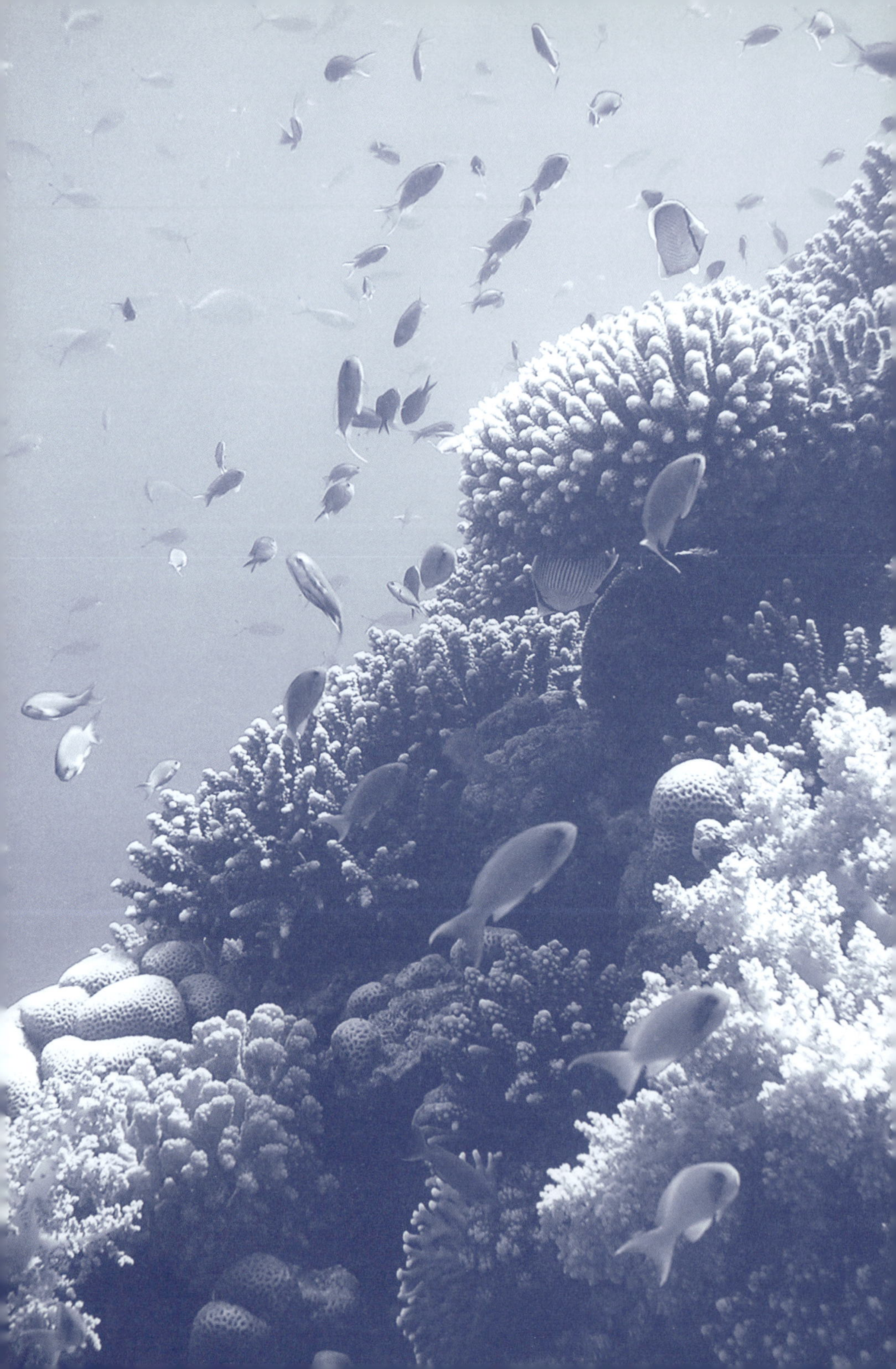

4. Körperflüssigkeiten benötigen Kalzium!

Nichts beschleunigt die Genesung so sehr wie regelmäßige Arztrechnungen.

Sir Alec Guinness

Körperflüssigkeiten sind die Verbindungsstoffe, die die Nährstoffe in die Zellen transportieren und gleichzeitig die Zellen entgiften.

Wann immer Körperflüssigkeiten behindert werden oder gar nicht wirken können, besteht eine wesentliche Gefahr für unsere Gesundheit.

Der Körper produziert 7 Liter Speichel pro Tag, durch Drüsen, die sich im Mund befinden und die Flüssigkeit dem Blut entziehen.

Außer Flüssigkeiten, die wir trinken, Magensäure und den Flüssigkeiten, die den Körper über Nieren oder Darm verlassen, sind alle Körperflüssigkeiten alkalisch, mit einem pH Wert von 7,4.

Um das Blut alkalisch und sauerstoffreich zu halten, braucht der Körper ausreichend Kalzium.

Wenn der Körper dieses Kalzium nicht durch die Nahrung erhält, zieht er es aus den Knochen ab.

Die meisten Krankheiten sind das Resultat aus Übersäuerung, die durch Mineralienmangel entsteht.

Konstanter Mineralstoffmangel führt immer zu schweren Erkrankungen.

Die meisten Mineralien finden wir im Form alkalischer Salze, die normalerweise aus der Nahrung entnommen werden sollten. Ist das nicht der Fall, sinkt der pH-Wert und wird säurehaltig.

Achten Sie also in jedem Fall auf eine regelmäßige Kalzium-Zufuhr in Verbindung mit Magnesium! (2:1)

5. Kalzium und Sport!

*Der große Sport fängt da an,
wo er längst aufgehört hat,
gesund zu sein.*

Bertolt Brecht

Der Leiter des Instituts für ernährungsmedizinische Information, Dr. Jörg Hüve, schreibt zum Thema Vitalstoffe in der Fachpresse: „Ständig wird beim Marathon Kalzium verbraucht. Kalzium wird auch für die Reizleitung und die Arbeit der Muskeln benötigt, außerdem für die Blutgerinnung bei Verletzungen. Aktive und besonders extreme Leistungsfähigkeit, wie zum Beispiel beim Marathon, geht nicht ohne Kalzium. Der Mineralstoff wird ständig verbraucht. Wenn er nicht in gleicher Menge zugeführt wird, greift der Körper seine Reserven an, und das sind die Knochen. Dann werden die knochenabbauenden Zellen aktiviert, um das Angebot an Kalzium sicher zu stellen. Die Knochenmasse schwindet entsprechend, später kann es zum gefürchteten Knochenschwund kommen. Eine gute Kalzium-Versorgung heute ist eine Lebensversicherung für morgen."

Einer der wichtigsten Sätze der Medizin lautet: **„use it, or lose it."** „Gebrauche es, oder verliere es."

Bewegen wir uns zu wenig, verschwinden im Laufe der Zeit unsere Fettverbrennungsmaschinen: die Muskeln. Nicht verwertbare

Stoffwechselprodukte lagern sich in unseren Blutgefäßen ab. Das Blut fließt zu langsam und transportiert demzufolge auch zu wenig Sauerstoff und Nährstoffe zu unseren Zellen. Oder es bringt nicht genug Kohlensäure von unseren Zellen wieder weg.

So „versauert" unser Organismus mit Kohlensäure. Treiben Sie Sport in zu hoher Laufgeschwindigkeit oder Trainingsintensität, kommt Milchsäure, Essigsäure, Harnsäure hinzu.

Unser Organismus ist nicht in der Lage, all diese Säuren, die nicht selten flutartig angespült werden, zu verstoffwechseln. Sodbrennen, Muskelkater oder gar Schmerzen treten in Erscheinung.

Unser Ziel sollte also sein, weder ein Übermaß noch einen Mangel an Sport zu betreiben und gleichzeitig die Basis für dauerhafte Freude und Erfolg im Sport zu schaffen:

– nämlich einen ausgeglichenen Säure-Basen-Haushalt.

Wir empfehlen Ihnen deshalb wärmstens, sowohl vor wie auch nach dem Sport aufnahmefähiges Kalzium in optimaler Verbindung mit Magnesium zu sich zu nehmen.

Gerade Sportler sollten Säurenbildung vermeiden, denn...

... sauer macht Sie steif

Beweglichkeit und Belastbarkeit der beweglichen Gewebe lassen nach. Die Leistungsfähigkeit sinkt. Gleichzeitig steigt das Verletzungsrisiko. Basisches macht Sie elastisch!!!

... sauer macht Muskelkater und reizt Ihre Nerven

Muskelkater sind in der überlasteten Muskulatur feine Risse, so genannte Mikroverletzungen. In diesen Rissen sammelt sich Wasser. Der Muskel schwillt an und schmerzt bei weiterer Beanspruchung und Dehnung.

Hinzu kommen Schmerzen durch die Ausheilung der Mikroverletzungen. Im Verlauf ähnelt dies einer Entzündung. Schmerzauslösende Substanzen werden freigesetzt und reizen die Nerven.

Auch hier spielen Säuren eine wesentliche Rolle. Im Bindegewebe gestaute Säuren reizen die Nerven machen den Menschen schmerzempfindlicher, je übersäuerter er ist!

... sauer macht Sie langsam

Eine permanente Reizung der Nerven durch Säuren beinträchtigen die Reizübertragung und verlängert die Reaktionszeit. Wertvolle Sekunden, die im Wettkampf entscheidend sein können.

... sauer macht Sie anfällig

Je intensiver und je länger die Säurebelastung ausfällt, desto anfälliger wird der Körper für Infekte. Das weiß jeder Marathonläufer. Denn genauso wie unser Blut ist auch unser Immunsystem abhängig vom Säuregrad der Flüssigkeiten und Sekrete unseres Organismus.

... sauer macht Sie schwach

Unsere Mineralstoffdepots werden zur Aufrechterhaltung der Alkalität unseres Blutes regelrecht geopfert. Die Folge von mangelhafter Mineralstoffversorgung ist nicht zuletzt ein erhöhter Verschleiß an Haut und Haaren, Zähen, Zahnfleisch, Muskeln, Sehnen, Bändern, Knochen und Knorpeln. Auch unsere Gelenke leiden extrem unter einer Entmineralisierung. Die Gesamtbelastbarkeit eines Menschen nimmt dadurch rapide ab, und das Verletzungsrisiko steigt an.

... sauer macht Glatze

Haarverlust ist ein Mineralstoffverlust im Haarboden, der von schädlichen Säuren und Giften verursacht ist! Die Folge: Die Haare fallen aus. Den gleichen Vorgang beobachten wir bei Chemopatienten.

... sauer macht Sie dick

Bei der Neutralisierung von Säuren und Giften mit basenbildenen Mineralstoffen entstehen neutrale Salze. Zusammen mit Kochsalz aus der täglichen Ernährung können diese großen Mengen nicht vollständig ausgeschieden werden.

Nicht ausscheidbare Salze lagert unser Körper, gebunden an Wasser und Fett, ab. Die Folge: Diese Schlacken fallen, zusammen mit Wasser und Fett, auf der Waage dreifach ins Gewicht. Damit leidet auch Ihre gute Form.

... sauer macht Cellulite

Cellulite entsteht in zwei Schritten. Erstens durch Übersäuerung bzw. Entmineralisierung und zweitens, weil sich Schlacken zusammen mit Fett und Wasser in das geschwächte Bindegewebe einlagern. Wirken Sie also jeglicher Übersäuerung entgegen, und Ihre Haut bleibt wesentlich länger jung und straff.

... sauer macht nicht lustig

Im Krankenhaus läutet das Telefon. „Guten Tag, ich wollte mich nur erkundigen, wie es dem Herrn Obermeier von Zimmer 546 geht?" „Einen Moment", sagt die Krankenschwester, „ich schau einmal in seinem Krankenblatt nach.......nun, der Bruch ist gut verheilt, übermorgen wird der Gips abgenommen, am Freitag werden die Nähte entfernt."

„Wird es irgendwelche Nachbehandlungen geben?" „Ja, eine Woche Rekonvaleszenz ab 17. des Monats." „Und wann wird er aus dem Krankenhaus entlassen?"

„Am kommenden Freitag! Sind Sie ein Verwandter von Herrn Obermeier?" „Nein, ich bin der Obermeier selbst, aber mir sagt ja hier keiner was!"

Lachen Sie mal wieder, und kümmern Sie sich unbedingt um ein ausgewogenes Säuren- und Basengleichgewicht, vor allem als Sportler. Die regelmäßige Einnahme von Korallen-Kalzium und auch die Anwendung von Basenbädern wird Ihnen dabei behilflich sein. Schließlich wird Ihr Umfeld es Ihnen danken.

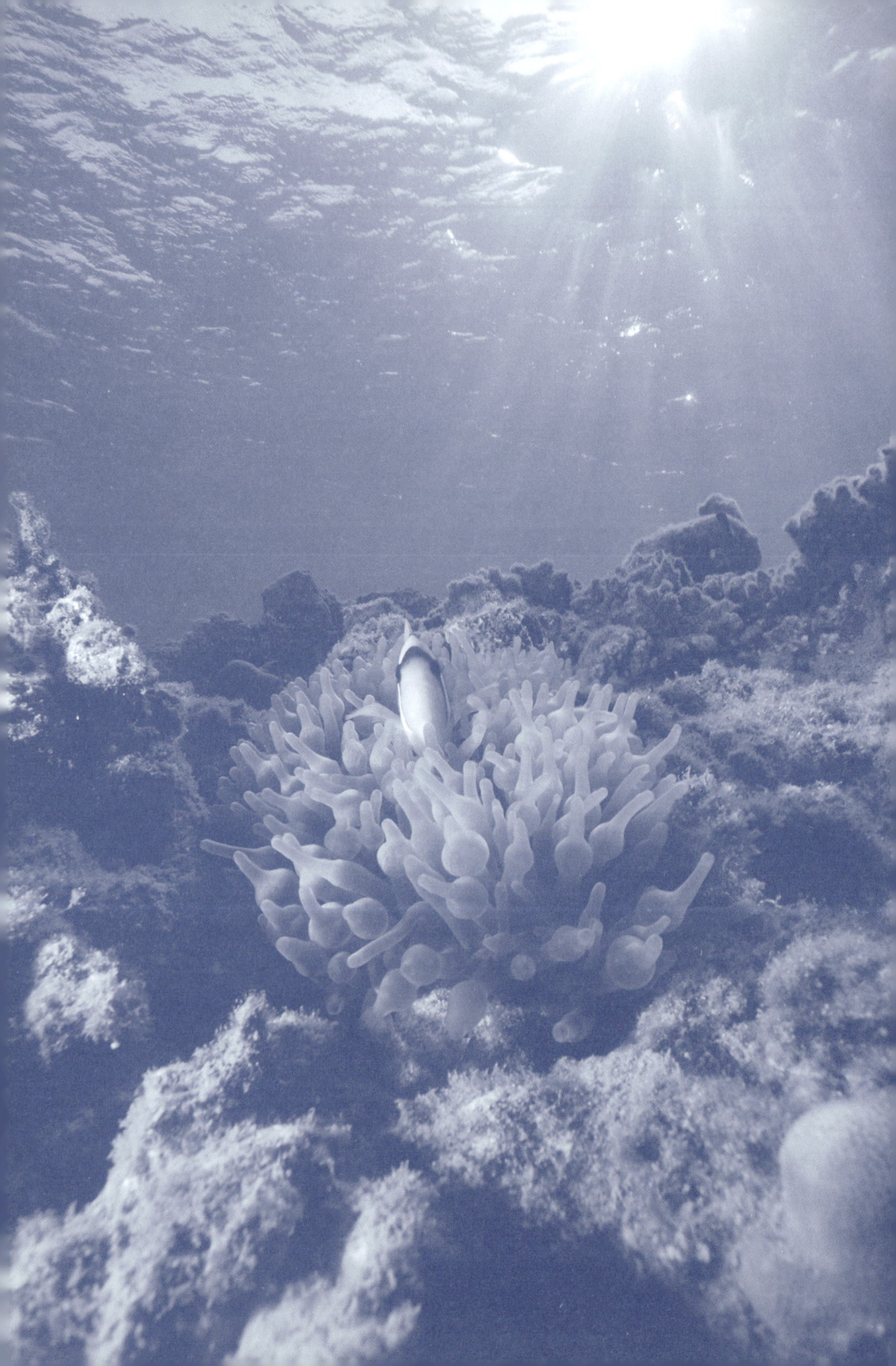

6. Kalzium und Gewichtsabnahme!

*Man ist niemals zu schwer für seine Größe,
aber man ist oft zu klein für sein Gewicht!*

Gert Fröbe

Am 9. August 2004 erschien in der Tageszeitung „Post and Courier" in South Carolina folgender Artikel:

„Prof. Dr. Robert P Heaney von der Medizin-Prof.-Creighton-Universität in Omaha teilt den Journalisten mit: „Mit 3 x täglicher Kalziumeinnahme und angemessener Kontrolle der Kalorienzufuhr kann jeder 15 Pfund ohne Probleme abnehmen."

Sie wissen zwischenzeitlich, dass Kalzium ein kritisches Mineral für die Zellfunktion im gesamten Körper darstellt. Kalziummangel verursacht, dass der Körper Fett weniger effektiv verarbeiten kann.

Je eher Menschen von dieser Tatsache wissen, umso besser ist das Ergebnis beim Abnehmen. Diese Erkenntnis kann eine besondere Auswirkung auf die gesamte Menschheit haben in Bezug auf Gewichtskontrolle.

In den USA werden diese Erkenntnisse dermaßen wichtig genommen, dass sogar die amerikanische Regierung noch im Jahr 2004 eine Studie finanzierte, die den Einfluss von Kalziummangel in Verbindung mit Übergewicht belegt hat.

Die Purdue-Universität in Oklahoma hat festgestellt, dass die Schüler, die im Sommercamp kalziumreiche Ernährung erhalten, an Gewicht verlieren.

Die erste Studie in dem Zusammenhang begann bereits 1990 und bewies besseres Wachstum und Knochendichte bei den Jugendlichen mit hohem Anteil von Kalzium in der Nahrungsaufnahme.

Und in diesem Sommer richteten Forscher alle Aufmerksamkeit auf die Gewichtsabnahme.

Die gleichen Forscher, die bereits 1990 die ersten Ergebnisse dieser Studie lieferten, fanden heraus, das Kalzium hohen Blutdruck senkt und alle Patienten ca. 11 Pfund abnahmen, die sich regelmäßig Kalzium zugeführt haben.

Der Autor, der diese Studie veröffentlichte, ist Michael Zemel. Er ist auch Autor des Buches „The Calcium Key".

In einer weiteren Studie der Universität von Tennessee bewies Zemel, dass Kalzium den Blutdruck senkt und Patienten abnehmen lässt. Er schreibt, dass zu niedrige Kalziumspiegel im Blut die Produktion des Hormons „Calcitriol" erhöhen, was zu einer vermehrten Fettansammlung in den Zellen führt und der Körper dadurch mehr Fett ansammelt, als er benötigt.

Kalziummangel veranlasst die Fettzellen, effektiver zu arbeiten, was grundsätzlich dazu dient, den Körper zu schützen.

Zemel bewies, dass es umgekehrt genauso wirkt. Mehr Kalzium führt zwangsläufig zu Fettabbau, weil es die Hormonproduktion von „Calcitriol" einschränkt, deshalb wird weniger Fett abgelagert!

Zemels neueste Studie mit 32 übergewichtigen Erwachsenen brachte diese verblüffende Erkenntnis ans Tageslicht. Der tägliche Kalorienverbrauch der Probanden wurde auf ein normales Ernährungsniveau gebracht, und die Kalziumaufnahme wurde gleichzeitig drastisch erhöht. Der Gewichtsverlust war 24 Pfund im Durchschnitt innerhalb 24 Wochen.

Zemel bewies ebenfalls, das Kalzium sich mit Fett verbindet und die Aufnahme von Fett verhindert. Gleichzeitig wurde bewiesen, dass höhere Kalziumaufnahme zu weniger Körperfett und weniger Übergewicht führt.

Wie wir finden, eine sehr bemerkenswerte Erkenntnis! Für Sie nicht auch?

*Auf der Webseite **www.greatwholefood.com** finden Sie kostenfreie Videos und Informationen, wie Menschen allein durch organische Nahrungsaufnahme täglich ein Pfund abnehmen und fast alle Krankheiten erfolgreich bekämpfen können.*

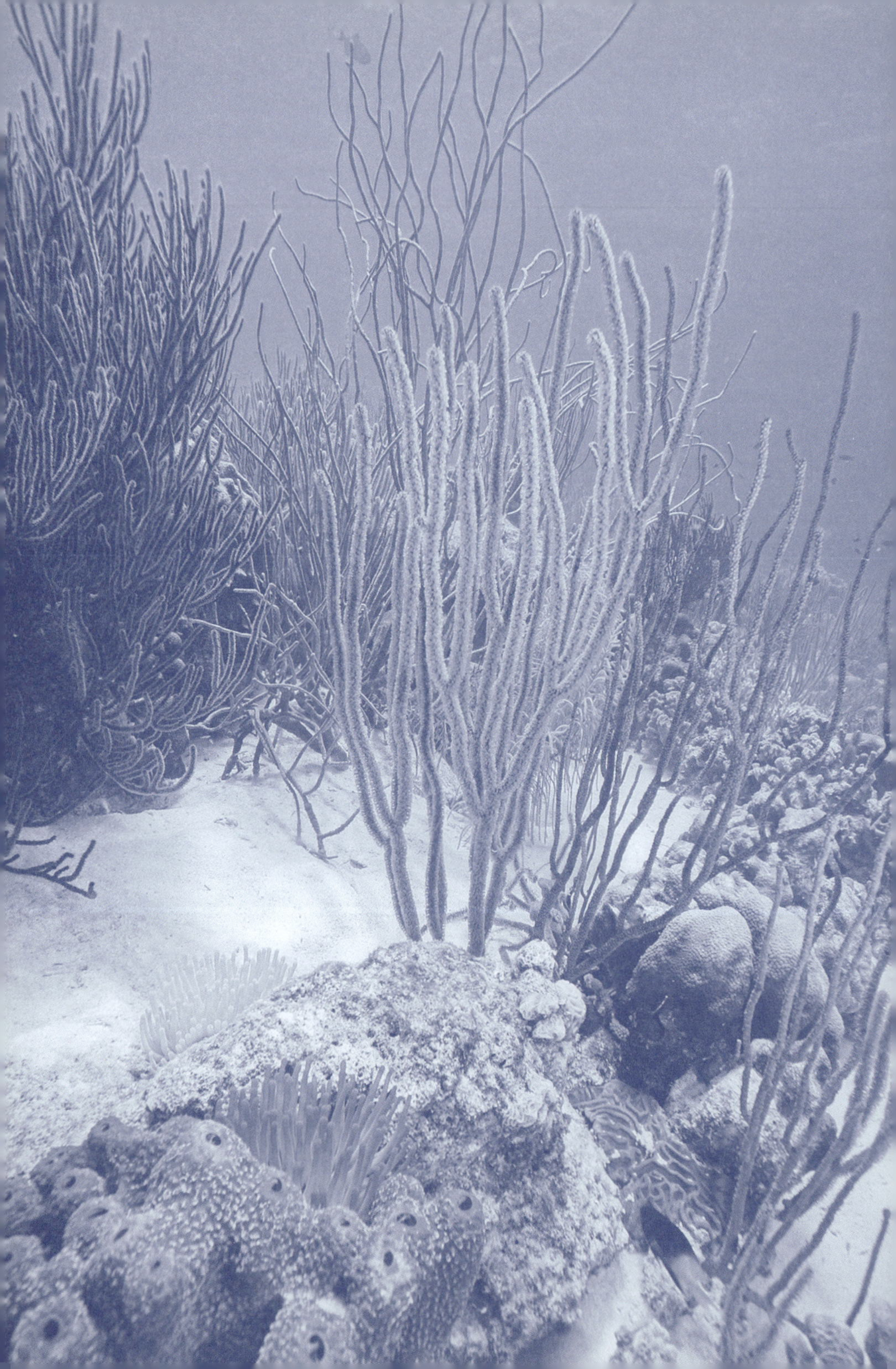

7. Die menschliche Zelle und Krebs!

Krankheiten befallen uns nicht aus
heiterem Himmel, sondern
entwickeln sich aus täglichen
Sünden wider die Natur.
Wenn sich diese gehäuft haben,
brechen sie unversehens hervor.

Hippokrates, berühmter griechischer Arzt

Es ist eine wissenschaftliche Tatsache, dass degenerative Krankheiten in übersäuerten Körperflüssigkeiten nur so aufblühen.

Und es ist ebenfalls ein Fakt, das diese Krankheiten dadurch geheilt werden können, das man diese Körperflüssigkeiten alkalisiert.

Alkalische Flüssigkeiten haben die Fähigkeit, Gase aufzunehmen, und haben somit eine deutlich höhere Fähigkeit, Sauerstoff aufzunehmen, als säurehaltige Flüssigkeiten.

Das bedeutet, dass alkalische Flüssigkeiten viel mehr in der Lage sind, einen Virus abzutöten.

Die Blaupause der Natur, die DNS, kann in einem übersäuerten Milieu nicht geformt werden.

Azidose (Übersäuerung) verlangsamt den Heilungsprozess im Körper dramatisch und sorgt dadurch für schnelles und vorzeitiges Altern.

Kranke Menschen sehen oft viel älter aus, und wieder jünger, wenn sie genesen sind.

Albert Schweitzer und Dr. Max Gerson hatten erstaunliche Erfolge mit ihren Krebspatienten. Und das ohne jede Nebenwirkung, wie sie z.B. bei der Chemotherapie bekannt sind.

Gerson gab seinen Patienten: Potassium Glanconate, Potassium Acetate und Potassium Phostphat.

Dadurch erhöhte er den pH-Wert in den Zellen seiner Patienten drastisch, und der säureliebende Krebs verschwand. Das ist eine extrem billige Krebstherapie.

Jeder dritte Mensch erkrankt an Krebs. Trotz allen so hoch gelobten Neuerungen der Medizin erhöhte sich die Krebsrate in den letzten 20 Jahren um 50%.

Wenn das, was die Medizin bis heute praktiziert, wirken würde, dann wäre die Krankheitsrate rückläufig.

Warum also nicht das tun, was Wissenschaftler und Alternativmediziner, wie ich es bin, seit 30 Jahren machen; nämlich das erforschen, was funktioniert.

Die Hunzas in Pakistan kennen keinen Krebs. Das ist etwas Erforschungswürdiges.

Die amerikanische Krebsgesellschaft veröffentlichte folgende Daten über die Anzahl der Krebserkrankungen in den USA:

1970	329 000
1975	365 000
1978	405 000
1985	462 000
1990	514 000

Heute haben oder bekommen 56% aller Amerikaner Krebs.

Ich denke, die Richtung und der zweifelhafte Erfolg der bisherigen medizinischen Therapie sind offensichtlich.

1909 publizierte Joseph G. Richardson in seinem Buch „Gesundheit und Langlebigkeit": Die Entfernung von Krebs durch Operationen ist absurd.

Krebs kann allein durch die Applikation von alkalischen Elementen erreicht werden.

Otto Warburg schreibt in „Ursache und Verhinderung von Krebs" (S. 514-520):

Sauerstoffmangel führt zu Krebs – und er erhielt 1932 den Nobelpreis für Medizin für diese Entdeckung.

1979 publizierte Dr. K. Brewer in „Mechanismus der Karzinogene", wie er Cäsium und Rubidiumsalz extrem erfolgreich bei seien Krebspatienten eingesetzt hat.

1985 publizierte Dr. H. Sartori den erfolgreichen Einsatz von Cäsium bei Krebspatienten.

Cäsium darf nach Deutschland nicht eingeführt werden.

Seine Aufsehen erregende Studie von 1981 mit 50 Krebspatienten, die alle nur noch Tage zu leben hatten, sollte die Medizin wachgerüttelt haben:

Die Patienten wurden ausschließlich mit Caesiumchlorid, Vitaminen und Mineralien behandelt, da alle bekannten schulmedizinischen Therapien bereits erfolglos angewandt wurden.

3 Patienten waren bereits im Koma
10 hatten Brustkrebs
9 Darmkrebs
6 Prostatakrebs
4 Bauchspeicheldrüsenkrebs
5 Lungenkrebs
3 Leberkrebs
3 Lymphdrüsenkrebs
1 Ewing sarcoma Pelvis
1 Adeno Krebs
8 Krebs unbekannter Herkunft.

Alle Patienten wurden vom Krankenhaus zum Sterben nach Hause entlassen.

Die Chance, dass auch nur ein Patient überleben konnte, war eins zu einer Million.

Erstaunlicherweise waren nach zwei Wochen nur zwölf Patienten gestorben, inklusive der 3 Koma-Patienten, die aber bei der Autopsie zeigten, dass der Krebs zum Stillstand gekommen war. Einfach eben nur zu spät.

Weil zuvor mit Chemotherapie, Bestrahlung und Operationen der arme Kranke unnötig traktiert wurde.

Die Behandlung wurde noch zwei Wochen weitergeführt und hatte eine erstaunliche Überlebensrate von 50%.

Spätere Forschungen in derselben Form wurden von Brewer und Sartori mit noch größerem Erfolg durchgeführt. Sie bewiesen, dass Krebs erfolgreich durch Ernährung verhindert werden kann.

Das nationale Krebsinstitut von Kalifornien, das Johnson Krebsinstitut, weißt daraufhin, das Frauen mit hohem Vitamin-D-Gehalt im Blut erheblich seltener an Brustkrebs erkranken.

Der Biochemiker Dr. Aughiler publizierte 1985 in „Die Rolle von Kalzium im Biologischen System": Es ist bewiesen, dass Kalziumtherapien Krebs spurlos beseitigen können.

An 13.10.1998 meldet die New York Times:
"Kalzium übernimmt die Rolle des Superstars unter den Vitaminen und Mineralien."

Die amerikanische Ärztevereinigung schreibt:
"Dic Erhöhung von Kalzium führt zur normalcn Funktion dcr Epithelia-Zellen und kann somit Brust-, Prostata- und Bauchspeicheldrüsenkrebs verhindern."

Das US-Ärzteblatt schreibt: „Jedes Organ ist abhängig von ausreichend Kalzium."

Die Universität von Southern California publizierte, dass die Erhöhung von Kalzium bei 110 Teenagern zu einer Senkung des Bluthochdrucks führte.

Weitere Publikationen:

14.1.1999 Phoenix Republic: ***„Kalzium reduziert Tumore."***

New England Journal of Medicine: ***„Mehr Kalzium verhindert Tumore im Darm."***

Amerikanische Ärztevereinigung: „Das Konsumieren von 1.500 mg Kalzium pro Tag heilt Darmkrebs."

Knochenzentrum St. Lucas Hospital: „Chronischer Kalzium-Mangel führt zu PMS (Prämenstruelles Syndrom) vor allem bei Frauen, die die Sonne meiden."

US World News Report 3.5.1999: Kalzium senkt Bluthochdruck und Darmkrebs. David McCarron, Oregon, Gesundheitswissenschaftliche Universität.

Siehe auch die Risikobelehrung auf Seiten 11 und 12.

8. Das richtige Kalzium kann Krebs heilen!

Ärzte wenden enorme Mengen an Zeit, Energie und Geld für die Behandlung von Krebs auf, investieren aber nicht viel Zeit, ihren Patienten mitzuteilen, was sie tun können, damit Krebs gar nicht erst entsteht!

Zitat aus dem Buch von Vernon Coleman:
„Wie sie Ihren Arzt davon abhalten, Sie umzubringen"

Der Nobelpreisträger für Medizin, Otto Warburg:
"Krebs entsteht, wenn dem Körper freier Sauerstoff fehlt. Ganz gleich, wie dieser Mangel entsteht."

Leidet der Körper an Kalziummangel, entzieht der Körper Kalzium aus dem Speichel, der Wirbelsäulenflüssigkeit, Nieren, Leber usw., um den lebensnotwendigen pH-Wert von 7,4 zu erhalten.

Diese Endmineralisierung führt dazu, dass die Organe übersäuert werden, und dadurch entsteht Sauerstoffmangel, der zu Krebs führt und zu anderen Krankheiten wie Diabetes, Arthrose, Lupus, Herzerkrankungen etc.

Kein anderes Mineral ist so wichtig wie Kalzium für die biologischen Funktionen. Es gibt dem Herzen die elektrische Energie, zu schlagen, ist wichtig für alle Muskelbewegungen und verantwortlich für die Zellversorgung und die DNS-Reproduktion.

Ein niedriger Kalziumspiegel bedeutet eine verlangsamte Heilung und vorzeitiges Altern.

Kalzium beseitigt schnell die Sauerstoff zerstörende Säure in den Körperflüssigkeiten.

Die langlebigsten Völker der Erde nehmen täglich mehr als das Hundertfache der in Deutschland vorgegebenen Tagesmenge und leben in der Regel mindestes 20-40 Jahre länger und gesünder als alle anderen.

Diese Volksgruppen altern mit der halben Geschwindigkeit und kennen keine Krankheiten wie Krebs, Herzerkrankungen, mentale Krankheiten, Diabetes, Arthrose und alle anderen degenerativen Erkrankungen.

Armenier, Aserbaidschaner, Georgier im Kaukasus, Hunzas in Nord-Pakistan, die Vilcabamba-Indianer in Ecuador, die Bamas in China und die Titicacas in Peru leben alle in großer Höhe über 1.600 m. Deren einzige Wasserversorgung ist Gletscherwasser. Jeder Liter davon enthällt 17.000 mg Kalzium und über 60 Spurenelemente.

Millionen von Japanern leben auf der Korallen-Südspitze von Okinawa und haben die höchste Lebenserwartung der Welt.

Wohingegen die anderen Japaner nur 77 Jahre alt werden, ist die durchschnittliche Lebenserwartung auf Okinawa ca. 30 Jahre höher.

Das liegt allein an dem hohen Konsum von Korallen-Kalzium. Gibt man es Hühnern, verdoppeln diese ihre Eierproduktion, und Kühe geben zweimal so viel Milch.
Es gibt keine Krankheiten auf Okinawa und auch keine Ärzte.

1950 entdeckte Dr. med Karl Reich, dass die Aufnahme von gutem, voll verwertbarem Kalzium, Magnesium und Vitamin D die Einwohner von Okinawa so lange und gesund am Leben erhält.

Diese Personen spielen mit 100 Jahren noch Fußball und zeugen Kinder.

Das renommierte Albert Einstein College für Medizin berichtet im April 2000, dass freie Radikale dafür verantwortlich sind, dass Diabetes-Kranke erblinden, die Nieren versagen und das Herz erkrankt.

Freie Radikale verursachen ebenfalls Parkinson.

Diese freien Radikale sind alle positiv geladen und werden sofort zerstört, wenn sie auf negativ geladene alkalische Körperflüssigkeiten stoßen.

Was das Resultat aus Kalzium-Zufuhr und Sonnenschein ist.

Korallen-Kalzium von Okinawa hat nachweislich Krankheiten wie Krebs, Multiple Sklerose, Lupus und andere so genannte "unheilbare Krankheiten" geheilt.
Siehe auch die Risikobelehrung auf Seiten 11 und 12.
Das ultraviolette Licht der Sonne stimuliert die Hirnanhangdrüse hinter den Augen, die für die Regulierung zahlreicher Hormone wie Melatonin, Serotonin und das Kalzium regulierende Calcitonin zuständig ist.

Die Schwarzafrikaner, die sich den ganzen Tag fast nackt in der Sonne aufhalten, kennen keinen Hautkrebs.

Die Hautkrebsrate bei Personen, die die Sonne meiden, ist dreimal so hoch wie bei Sonnenanbetern.

Prostatakrebs tritt im Norden 300% häufiger auf als im sonnigen Süden.

Falls die Sonne überhaupt Hautkrebs verursachen kann, was nicht wissenschaftlich bewiesen ist, dann höchstens bei einem weißhäutigen Albino, der bereits fünf weitere mineralmangelbedingte Krankheiten hat und sowieso irgendeine sechste Krankheit entwickelt.

Das falsche flüssige Kalzium kann, wenn es überdosiert wird und Sie nicht mindestens eine Stunde Sonne pro Tag auf der Haut haben, zu einer Komplikation führen. Das kann mit Korallen-Kalzium nicht passieren.

Der renommierte Biochemiker Robert R. Barefoot (USA) empfiehlt seinen Patienten, wenn auf der Packung steht, eine Kapsel Kalzium pro Tag, dann sollten Sie mindestes 6 Kapseln nehmen und mindestens 5.000 iU Vitamin D. Sowie Boron, Selen, Chromium, Zink, Vitamin A, Vitamin E und Cäsium.

Robert R. Barefoot weist auf 19.000 Patienten hin, die von ihm bzw. seiner Kalzium-Vitamin-Mineralstoff-Kur von Krebs, selbst im Endstadium, nach sechs Monaten vollkommen geheilt waren.

Und das im Prinzip ausschließlich durch die richtige Ernährung.

Hinweis: Cäsiumchlorid ist ein natürliches Salz, das, wann immer es im Körper gefunden wird, keinen Krebs verursachen kann. Cäsium darf aber nach Deutschland nicht eingeführt werden. Aus welchem Grund auch immer.

Cäsium entzieht dem Krebs die notwendigen Säurekonzentrate und zerstört den Krebs in wenigen Tagen.

Nach Aussage von Barefoot ist jeder Krebs nach 33 Tagen Cäsium-Einnahme vollkommen zum Stillstand gekommen.

Otto Warburg beschwerte sich 1966: "Wie lange müssen noch durch die Kleingeister, die Geld- und Machthungrigen Millionen von Menschen sinnlos an Krebs sterben?! Es ist die Zeit gekommen, dass das sinnlose Leiden, Schmerz und Tod durch degenerative Krankheiten, wie Krebs oder Herzkrankheiten beendet wird. Es ist völlig unnötig!"

9. Der Jungbrunnen ist gefunden!

Im Grunde haben die Menschen
nur zwei Wünsche:
alt zu werden und dabei jung zu bleiben!

Peter Bamm, Dt. Schriftsteller

Unglaubliche Entdeckungen in den USA!

Wissenschaftler und zahlreiche ihrer Kollegen haben die Grundlage und den Beweis dafür erbracht, dass wir alle problemlos 120 bis 160 Jahre alt werden können und dabei den Körper, Gesundheit und Vitalität eines vitalen 50jährigen haben können.

Vitalität, Jugend und Gesundheit sowie maximale Lebensqualität bis ins hohe Lebensalter, das können auch Sie ab nun selbst herbeiführen.

Die Cambridge Universität belegt durch eine Studie: Das menschliche Lebensalter ist potenziell 160 Jahre, und der in 1992 mit dem Nobelpreis für Medizin nominierte Dr. Joel Wallach belegt wissenschaftlich, dass die durchschnittliche Lebenserwartung des Menschen bei 140 Jahren liegt.

Die Forschungen zahlreicher Wissenschaftler, deren Reputation unantastbar ist, haben die Volksstämme auf deren Lebensbedingungen und Ernährungsgewohnheiten untersucht, die keine oder kaum Krankheiten kennen.

Zu diesen gehören z.B. die Bamas in China mit einer durchschnittlichen Lebenserwartung von 100 Jahren, die Hunzas in Pakistan, die Titicacas in Peru, die Tibetaner und die Einwohner von Okinawa, Japan.
Diese Volksstämme kennen so gut wie keine Krankheiten und haben die höchste Lebenserwartung der Welt, zusammen mit bester Gesundheit, Vitalität und optimaler Lebensqualität.

Die Gemeinsamkeit, die bei all diesen Personengruppen festgestellt werden konnte, war die tägliche Einnahme von extrem hohen Dosen an Kalzium und anderen Mineralstoffen.

Nachdem die Wissenschaft bereits bewiesen hatte, dass Kalzium für die bioelektrische Energie verantwortlich ist, die das Herz schlagen lässt, und wir zu 50% aus Kalzium bestehen, wenn wir Wasser und Gas abziehen, wurde bei den wissenschaftlichen Forschungen besonderer Wert auf diesen Mineralstoff gelegt.

Die Wissenschaftler fanden heraus, dass bereits vor über 500 Jah-

ren die Spanier den Wert von Korallen-Kalzium erkannt haben und dieses Naturheilmittel von Okinawa nach Europa einführten und als das Allheilmittel für Krebs, Diabetes, Herzerkrankungen und alle anderen Krankheiten benutzten.

Die älteste Apotheke der Welt befindet sich in Barcelona. Das einzige Medikament, das verordnet wurde, war Korallen-Kalzium aus Okinawa.

Die Ärzte der damaligen Zeit dokumentierten Krebsheilungen und Heilungen zahlreicher Krankheiten durch die Zugabe von extrem hohen Mengen an Korallen-Kalzium.

Dr. Reich und Robert Barefoot, der weltweit als der König des Kalziums bekannt ist und dessen Bücher für enormes Aufsehen weltweit gesorgt haben, studierte das Kalzium aus Okinawa und die Ernährungsgewohnheiten der dort lebenden Menschen.

Er fand heraus, dass die durchschnittliche Lebenserwartung in Okinawa 105 Jahre war und dass es zahlreiche Menschen gab, die 120, ja sogar 150 Jahre oder älter waren.

Das Alter ist wissenschaftlich belegt. Wenn die Einwohner der Inselgruppe das „Kalzium-Salz" auf ihre Felder verteilten, erhielten sie 200% höhere Ernten.

Wenn sie Hühner damit fütterten, gaben diese doppelt so viele Eier wie zuvor.

Reisfelder ergaben 400% der normalen Erntemenge.

Die Einnahme von Korallen-Kalzium durch Menschen führte dazu, dass das Lebensalter, die Gesundheit, Lebensqualität, jugendliche Erscheinung und Vitalität extrem zunahmen.

Das führte dazu, dass an einem bestimmten Zeitpunkt alle Ärzte Okinawa verließen, weil es dort keine Krankheiten mehr gab.

Alle untersuchten Volksgruppen zeigten, dass sie im Durchschnitt 100 Mal so viel Mineralien zu sich nehmen wie wir. 10.000 Prozent dessen, was die deutsche Gesetzgebung oder deren falsche Interpretation für uns vorschreibt. Die Gesetze und Vorschriften sorgen dafür, dass Millionen von Deutschen unnötig krank werden und viel zu früh sterben.

Aus einem anderen Blickwinkel gesehen, hilft Letzteres natürlich dabei, die Rentenlast zu vermindern. Je älter die Menschen werden, umso länger muss der Staat die Rente bezahlen. Wenn die Menschen nicht mehr krank sind, dann zahlt der größte Steuerzahler der Welt, die pharmazeutische Industrie, keine Steuern mehr. Und wenn die Medienvertreter keine Werbeeinnahmen mehr durch Medikamentenwerbung haben, sind auch diese in finanziellen Nöten.

Genau deshalb hören wir auch nur sehr selten die Wahrheit über Drogen, Impfungen, medizinische Therapie oder sinnvolle Nahrungsergänzung. Keiner will sich selbst den Ast absägen, auf dem er sitzt.

DNS – Die Bauzeichnung des Körpers braucht extrem viel Kalzium

Unsere DNS kann nur optimal für die Erneuerung und Jungerhaltung unseres Körpers sorgen, wenn sie in Kalzium gebadet wird!

Genügend Kalzium verzögert den Alterungsprozess um die Hälfte.

Kalziummangel hingegen führt zur Übersäuerung des Organismus und somit zu zahlreichen degenerativen Krankheiten.

Selbst die schlimmste Übersäuerung, wie wir sie bei Krebspatienten (ohne Ausnahme) feststellen, kann mit dem richtigen Kalzium in ausreichender Menge in 3 bis 4 Wochen beseitigt werden. Den Beweis kann jeder durch einen simplen ph-Speicheltest selbst antreten. Das Journal der Amerikanischen Mediziner-Vereinigung schreibt: „Die erhöhte Zugabe von Kalzium führt zur normalen Entwicklung der Epithelial-Zellen und kann dadurch Prostata-, Brust- und Bauspeicheldrüsenkrebs verhindern!"

Readers Digest publiziert: „Kalzium, der Superstar der Ernährung! ... Wenn Krebspatienten in einer Studie 1.500 mg Kalzium zu sich genommen haben, hat sich das bösartige Krebsgewebe wieder in normales gesundes Zellgewebe zurückentwickelt."

PMS, von vielen Frauen so gefürchtet, kann durch erhöhte Einnahme von Kalzium so gut wie völlig beseitigt werden. Der US World Health Report schreibt: „Das unscheinbare Mineral-Kalzium spielt eine wesentliche Rolle in der Heilung aller Krankheiten, von Krebs bis Bluthochdruck."

*Vor über 2.500 Jahren benutzte der Vater der modernen Medizin Hippokrates Kalzium, Sonnenlicht, Obst, Gemüse (vor allem Knoblauch und Zwiebeln), um damit jede Krankheit zu heilen.
Kalzium im optimalen Verhältnis 2:1 mit Magnesium und Vitamin D kann optimal wirken. Nur Korallen-Kalzium kann von Körper zu 100% genutzt werden. Und das bereits wenige Minuten nach der Einnahme.*

Jedes andere Kalzium oder jede falsche Zusammensetzung kann gar nicht oder nur zu 3% bis 5% vom Körper absorbiert werden. Und das meistens erst nach mehreren Stunden.

Kalzium verändert die Krebszellen zurück in normale Zellen.

Otto Warburg und Max Planck erhielten den Nobelpreis für den Beweis, dass Krebs anaerob und asidic ist, was so viel wie sauerstoffarm und übersäuert bedeutet. Also Kalziummangel!

Die geringen Mengen, die in Deutschland als Einnahmemengen für Vitamine und Mineralstoffe erlaubt sind, sind mehr als absurd und stellen eine Gefährdung der Volksgesundheit dar.

So verbietet Deutschland die Einfuhr von wirksamen Mengen, insbesondere Vitamin D und Kalzium.

Die erlaubte Menge für die Tagesration Kalzium ist 400 iE. Wobei bereits in einer Stunde die Sonne 40.000 iE produziert.

1000 mg Kalzium ist die Sollvorgabe in Deutschland, in den USA 1.500 mg.

Die Volksstämme ohne nennenswerte Krankheiten, die Krebs, Diabetes oder Herzerkrankungen gar nicht kennen, nehmen 100 Mal so viel, also 10.000 %!

Zudem haben wissenschaftliche Überprüfungen der angebotenen Produkte auf dem Markt ergeben, das 90% aller geprüften Produkte minderwertig, unverwertbar oder tot sind. Zahlreiche Produkte haben nicht einmal annähernd die Stoffe oder Mengen in sich, die auf der Zusammensetzungsliste stehen. Kalzium **ohne** das optimale 2 zu 1 Kalzium/Magnesium-Verhältnis, wie es die Natur in Korallen-Kalzium geschaffen hat, ist als absolut minderwertig anzusehen.

Wenn Sie also künftig Ihr Geld in Ihre Gesundheit investieren, dann sollten Sie sich auf die besten Experten und letztendlich auf die natürlichsten, hochwertigsten und reinsten Produkte der Welt beziehen!

In den kleinsten Dingen
zeigt die Natur die allergrößten Wunder.

Carl von Linné

Die Natur kennt das große Geheimnis und – lächelt!

Victor Hugo

Kapitel 4
Das Wunder aus Okinawa: Korallen-Kalzium

Über Okinawa:
die Region in Japan, in der die
ältesten Menschen der Welt leben!

Okinawa, das sich aus 161 Inseln zusammensetzt, gehört zu Japan und beheimatet die am längsten lebenden Menschen der Welt. Das Rad der Zeit scheint sich auf Okinawa langsamer zu drehen, denn die Einwohner haben es geschafft, den Alterungsprozess zu verlangsamen. Was ist ihr Geheimnis, auch mit 100 noch vital und gesund zu sein?

In Ogimi, einem kleinen Dorf im Norden von Okinawa, findet man folgende in Stein gemeißelte Inschrift:

> *Mit 70 bist du noch ein Kind,*
> *mit 80 noch immer noch ein Jugendlicher,*
> *und wenn dich mit 90 deine*
> *Vorfahren in den Himmel einladen,*
> *sage ihnen, sie sollen sich noch etwas gedulden,*
> *bis du 100 Jahre alt geworden bist,*
> *dann wirst du darüber nachdenken.*

Dieser Spruch könnte tatsächlich das Motto von Okinawa sein, wo energiegeladene Hundertjährige ganz ohne Hilfe im eigenen Garten arbeiten. Das Wort „Pension" gibt es in deren Sprache gar nicht.

In Okinawa leben mehr Hundertjährige als sonstwo auf der Welt. Fast alle Inselbewohner sind sowohl geistig als auch körperlich überdurchschnittlich fit und leiden kaum an altersbedingten Krankheiten.

Ist dies nur ein Zufall? Wissenschaftler wollten es genau wissen und beobachteten in einer 25 Jahre dauernden Studie die Lebensgewohnheiten der über 70jährigen in Okinawa. Sie fanden heraus, dass drei Faktoren hauptverantwortlich dafür waren, dass die Insulaner bis ins hohe Alter gesund und vital bleiben:

1. Eine gesunde Ernährung mit hohem Anteil an Gemüse, Obst, Salaten, Soja und an Omega 3 reichem Fisch. Auf Okinawa isst man kleine Mahlzeiten mit niedrigem Kaloriengehalt über den Tag verteilt, sehr wenig Fett, Fleisch, Eier und Süßigkeiten. Täglich werden mehrere Tassen Grüner Tee oder Jasmintee getrunken.

2. Das ganze Leben lang sind die Bewohner von Okinawa körperlich aktiv und haben eine sehr positive Lebenseinstellung.

3. Das Trinkwasser ist außergewöhnlich reich an basischen Mineralien. Die Inseln Okinawas bestehen eigentlich aus Korallen, welche alle für die Gesundheit wichtigen Mineralien und Spurenelemente an das Trinkwasser abgeben.

Basische Mineralien aus Korallen bilden die Grundlage!

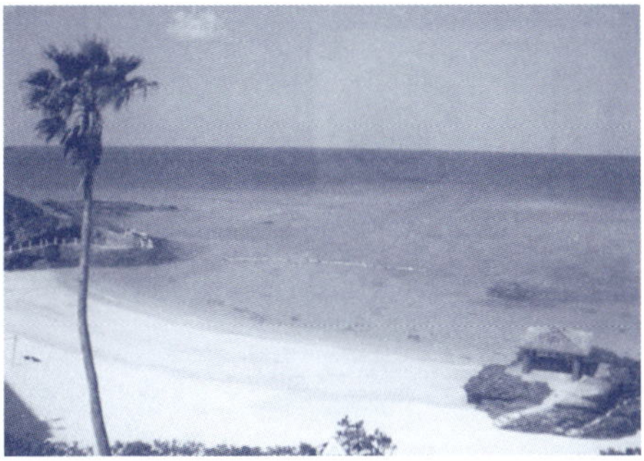

Der hohe Gehalt an basischen Mineralien macht das Trinkwasser auf Okinawa total einzigartig.

Wenn es regnet, sickert das Wasser durch den Korallensand, der sich überall auf den Inseln befindet. Dabei nimmt es wertvolle Mineralien und Spurenelemente auf und erreicht einen außergewöhnlichen basischen ***pH-Wert von 8 - 8,5.***

Der entscheidende Unterschied zu herkömmlichem Mineralwasser liegt auch darin, dass die Mineralien in ***ionisierter Form*** *enthalten sind und so vom menschlichen Körper fast zur Gänze aufgenommen werden können.*

Ohne sich dessen bewusst zu sein, haben die Einwohner Okinawas seit Jahrhunderten basische Mineralien über das Wasser aufgenommen und so die Gesundheit auf natürliche Weise gefördert.

Das Original: Korallen-Kalzium aus Okinawa!

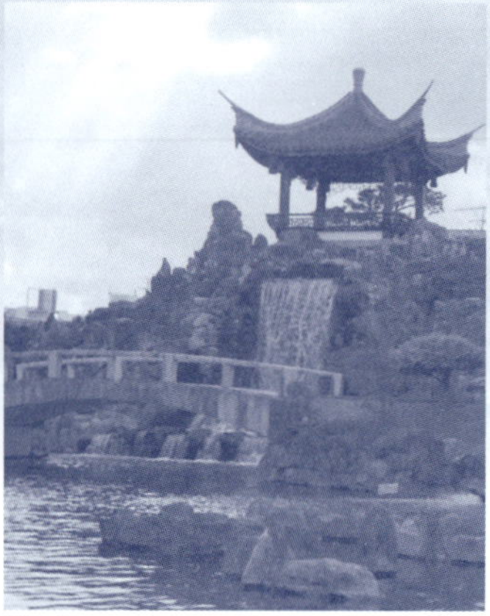

Seit vielen Jahren habe ich immer behauptet, dass Ernährungsdefizite Zivilisationskrankheiten wie z.B. Krebs, Diabetes und Herzerkrankungen hervorrufen und dass die Korrektur dieser Defizite zu deren Prävention führen und Umkehrprozesse einleiten können. In dieser Hinsicht habe ich die Rolle von Korallen-Kalzium als ein uraltes Medikament natürlichen Ursprungs erforscht und im Weiteren seinen modernen täglichen Gebrauch als Nahrungsergänzungsmittel untersucht. Dabei bin ich zu dem Schluss gekommen, dass Korallen-Kalzium großen Einfluss und Kraft als Nährstoff für viele Körperfunktionen hat.

Korallen gehören zu einer Gruppe von Organismen (Phyilum) der Gattung Coelenterata (Familie Cnidaria), die auch Quallen, Seeanemonen und Hydroide einschließen. Korallen wurden über viele Tausende von Jahren abgelagert und zusätzlich von außen mit Mineralskeletten angereichert.

Während es zwingend anekdotenhafte Argumente über die gesundheitlichen Vorteile von **Korallen-Kalzium (engl. Coral Calcium)** *gibt, so bleiben doch Wissensdefizite, wenn man die gesamten vielseitigen biologischen Wirkungen dieses Nährstoffmedikaments aus dem Meer erklären will.*

(Im Vergleich zu dem Wort „Pharmazeutika", womit man medizinisch wirkende spezifische chemische Verbindungen meint, bezeichne ich diese Meeresheilstoffe als „Nutrazeutika").

Damit meine ich, dass die Wichtigkeit von Kalzium für Gesundheit und Prävention von Krankheiten sicherlich nicht in Frage zu stellen ist, und ich kann bestätigen, dass Korallen-Kalzium als ein Nahrungsergänzungsmittel angesehen werden sollte und dass die Reportagen über seinen therapeutischen Erfolg in 600 Jahren wissenschaftlicher und volkstümlicher (volksheilkundlicher) Literatur nicht ignoriert werden können.

Auch eine Vielzahl anderer Wissenschaftler, Forscher oder Ärzte teilen heute meine Meinung, wie z.B. der in zehn aufeinanderfolgenden Jahren für den Nobelpreis nominierte schwedische Wissenschafter und Arzt Dr. Enby. Auch er ist überzeugt von den grenzenlosen Kräften des Korallen-Kalziums: „Es ist wahr, ich habe viele Dinge probiert, und einige zeigen Erfolg, aber es scheint nicht anzuhalten. Dieses Produkt Korallen-Kalzium jedoch zeigt „anhaltende" Wirkung und erbringt gute Resultate, darum glaube ich nicht, dass ich jemals wieder andere Dinge versuchen werde", so Dr. Enby.

Ich habe die chemische Zusammensetzung vieler verschiedener Korallenarten untersucht und die Behauptungen eingehend erforscht, die von biologischer Strahlenabwehr und Anti-Krebs-Wirkung durch die Einnahme von Korallenmineralien sprechen.

Es gibt eine große Menge von Informationen darüber, dass viele dieser Behauptungen über den gesundheitlichen Vorteil der Korallen eine glaubhafte Basis in der wissenschaftlichen Literatur haben.

Die gegenwärtige Situation mit dem Korallen-Kalzium als Medikament natürlichen Ursprungs ist der mehrerer anderer gesundheitsfördernder „Nutrazeutika" ähnlich:

Es gibt hierbei die gleiche Schwierigkeit, der konventionellen Bürde wissenschaftlicher Nachweispflicht über die Wirksamkeit von Korallen in der Behandlung von Krankheiten oder in der Prävention zu genügen.

In der Tat können „Nutrazeutika" aus rechtlichen Gründen in vielen Ländern nicht dazu verwendet werden, Krankheiten zu heilen oder mit ihnen Krankheiten vorzubeugen.

Wie auch immer, viele Menschen haben volles Vertrauen in den Gebrauch von Korallen-Kalzium als einem hochpotenten, gesundheitsfördernden Nahrungsergänzungsmittel mit dokumentierten hochwirksamen und vielseitigen gesundheitlichen Vorteilen, weil sie seine Wirkung unmittelbar am eigenen Leibe spüren.

Ich habe viele Quellen von Mineralstoffergänzungsmitteln erforscht und bin davon überzeugt, dass Korallen-Kalzium von Okinawa (Japan) eine der idealen und gesündesten Mineralstoffquellen der Welt ist.

Beeindruckt von dem globalen Gebrauch vieler verschiedener Korallenarten als Nahrungsergänzungsmittel, bin ich zu dem Schluss gekommen, dass die Heimat der Korallenriffe die wünschenswerteste Form von Korallen-Kalzium hervorbringt.

Dieser Korallentyp besteht aus regelmäßigen „Ausscheidungen" des Riffs. Sein Abernten greift nicht in den natürlichen Lebensraum oder das Wachstum der Korallenriffe ein.

Das perfekte Verhältnis von Kalzium zu Magnesium 2:1 wurde nur in dem Korallen-Kalzium gefunden, das in den Meeresgewässern rund um die Rukuyuku-Inseln geerntet wird.

Dieses Verhältnis findet man nicht in den anders zusammengesetzten, trockenen, an Land gefundenen versteinerten Korallentypen, in denen bestimmte Mineralien fehlen. Zum Beispiel löst sich Mag-

nesium während des natürlichen Prozesses der Strandtrocknung und Versteinerung auf den Korallen heraus und verfällt.

Korallen-Kalzium besitzt die natürliche Fähigkeit, sich zu ionisieren, sobald es mit Wasser in Berührung kommt. Dies gilt für über die Hälfte aller im Korallenpulver enthaltenen Mineralien. Ionisierung bedeutet auch, die kleinste atomare Form zu sein. Die ionisierte Form ist genau die Größe, die unser Körper benötigt, um etwas zu verdauen, und ist damit viel kleiner als die kolloidale Form.

Seit Hunderten von Jahren gibt es die Präzedenzfälle, die zeigen, dass bestimmte, relativ isolierte Volksgruppen wie die Okinawas aus Japan sich eines extrem verlängerten und gesunden Lebens erfreuen. Es ist gar nicht überraschend, dass 600 Jahre japanischer Volksheilkunde bestimmte Korallen von Okinawa als wichtige Faktoren für dynamische Gesundheit und Langlebigkeit der einheimischen Bevölkerung beschreiben. Ein gemeinsamer Faktor, den man als Ursache ihrer Langlebigkeit identifizieren konnte, ist das perfekt ausbalancierte Verhältnis der Mineralstoffaufnahme durch die gelösten Mineralstoffteilchen im Wasser.

Die traditionelle chinesische Medizin verwendet viele Produkte marinen Ursprungs, um eine Vielzahl von Krankheiten zu behandeln. Extrakte von Fisch, Seealgen und Korallen haben auch hier antibiotische, antientzündliche und Anti-Krebs-Eigenschaften gezeigt.

Einige chinesische akademische Institutionen konzentrieren ihre Forschungen auf das enorme Potenzial der Ozeane als einer Quelle hochwertiger Nährstoffe und medizinisch wirksamer Substanzen. Innerhalb dieses gesamten Potenzials haben sie die positiven biologischen und nährstoffartigen Charakteristika von Korallen entdeckt. Ihre Arbeit setzt sich in dieser Hinsicht auf vielen Ebenen fort.

In letzter Zeit wurde die Spezialdisziplin der Pharmakognosie besonders gut entwickelt. Das ist die Wissenschaft der Drogenkunde, die sich mit den medizinischen Produkten pflanzlichen, tierischen oder mineralischen Ursprungs in ihrem natürlichen Zustand beschäftigt. Reichhaltiges Informationsmaterial ist bei den Untersuchungen der biologischen Aktivität von Meeresorganismen herausgekommen. In der Tat fand man manche faszinierende pharmazeutische Verbindungen in primitiven Meeresorganismen wie den Korallen.

Die Ozeane der Welt werden die Mütter allen Lebens genannt. *Uralte Gewässer auf der Erde bildeten die „Ursuppe", aus der sich frühere Lebensformen entwickelt haben. Das Endresultat ist die Entwicklung marinen Lebens, das komplizierte biochemische Verbindungen und letztlich auch uns Menschen hervorgebracht hat. Meeresorganismen enthalten organische und anorganische Bestandteile von großer Komplexität, die in Harmonie zusammenwirken.*

Und obwohl das derzeitige Interesse in die Anwendung von Meereswirkstoffen für die menschliche Gesundheit enorm ist, kratzt unser derzeitiger Stand wissenschaftlicher Erkenntnis nur an der Oberfläche des Gesamtverständnisses.

Ganz besonders die Geschichte des Korallen-Kalziums stellt ein nur unzureichend verstandenes medizinisches Wunder dar. Der Wert von Korallen-Kalzium für unsere Gesundheit verlangt eine kleine Einführung in sein Verständnis, die ich hiermit versucht habe, zu geben. Über seine positive Rolle der Chemie des Lebens existiert eine riesige Menge von Literaturveröffentlichungen. Die vielfachen gesundheitlichen Vorteile von Kalzium aus Korallen gehen, wie 600 Jahre lang berichtet wurde, weit über deren eigentlichen Gehalt an verwertbarem Kalzium hinaus.

Welches Kalzium-Produkt soll ich wählen, und welche Dosierung ist die richtige?

Wir möchten Sie freundlichst um Ihr Verständnis bitten, dass wir in diesem Buch kein spezielles Produkt namentlich empfehlen wollen. Dennoch geben wir Ihnen wertvolle Tipps, damit Sie an das richtige Produkt gelangen und anschließend nicht enttäuscht sind.

Nachdem wir den Kalzium-Markt in Deutschland, den USA und in Japan nun schon seit mehr als 5 Jahren beobachten, gibt es heute zwischenzeitlich ein paar Anbieter auch auf dem europäischen Markt, die echtes Korallen-Kalzium im Angebot haben. Diese Anbieter sind jedoch immer noch sehr dünn gesät. Wen wundert´s, bei den Einfuhrbestimmungen und -kosten...!

Im Gegenzug finden Sie allerdings eine Menge Anbieter, die den Trend erkannt haben wollen und schnell ein „normales", lange nicht so hochwertiges und schlecht aufnahmefähiges Kalzium-Produkt unter ähnlichem Namen auf den Markt gebracht haben.

Wir führen keine schwarze Liste und wollen auch niemanden in ein schlechtes Licht rücken. Aber genau das ist der Grund, warum immer wieder Unsicherheit und Ungläubigkeit am Markt entsteht.

Wie würden Sie reagieren, wenn Ihnen jemand von einem wahren Wundermittel erzählt, das Ihr Leben verlängert, Ihren Energiepegel erhöht, Ihnen ein besseres Lebensgefühl gibt, das Ihren Säure-Basen-Haushalt ins Gleichgewicht bringt und Sie nach dem Leistungssport optimal und effektiv entsäuert, oder das Sie vor dem größten Teil aller Krankheiten bewahrt bzw. diese heilt?

Vermutlich sind Sie neugierig, erwartungsvoll, gespannt, ob das alles stimmen mag.

Anschließend gehen Sie in den Laden XY, kaufen eine Dose, auf der Kalzium steht, wo allerdings kein Korallen-Kalzium drin ist. Vielleicht auch nur deshalb, weil es billiger ist oder weil Sie denken, Kalzium ist gleich Kalzium. Sie probieren, warten, probieren, warten – und es tut sich nichts. Im Gegenteil, Ihr Zustand und Lebensgefühl verschlechtert sich vielleicht sogar. Was dann?

Wer von Ihnen hat so was nicht auch schon erlebt und bereut danach jeden Cent, den er ausgegeben hat? Wer von Ihnen wird sein Geld ein zweites Mal auch wieder zum Fenster hinauswerfen? Wie oft? Einmal, zweimal? Irgendwann tun Sie es sicher nicht mehr! Und damit ist das Kapitel Nahrungsergänzung und Gesundheit vermutlich für Sie abgeschlossen!

Wie Sie sehen, sind also nicht nur Gesetzgeber, die Pharmaindustrie und manche Ärzte Ihre Gegenspieler, wenn Sie an optimale, wirksame Produkte gelangen wollen. Auch Nachahmer und Scharlatane, die mit einem so genannten Trend schnelles Geld machen wollen, bringen erhebliche Verunsicherung unters Volk, wie soeben beschrieben.

Es gibt unterschiedliche Verpackungsgrößen, Kalzium flüssig, in Pulverform in Dosen, in kleinen Briefchen, als Kapseln.

Unser Tipp: Machen Sie Ihre eigenen Erfahrungen. Probieren Sie es aus. Allerdings prüfen Sie zuvor einige wichtige Punkte, die wir Ihnen nachfolgend mit auf den Weg geben wollen; damit sparen Sie bares Geld.

An dieser Stelle geben wir Ihnen einige Power-Tipps, damit Sie vor einem Kauf prüfen können, ob Sie mit dem Produkt auf dem richtigen Weg sind:

I. Achten Sie niemals zuerst auf den Preis!

John Ruskin hat diese Erkenntnis in einem treffenden Zitat auf den Punkt gebracht:

> *„Es gibt kaum etwas auf dieser Welt, was nicht irgendjemand etwas schlechter machen kann und darum auch billiger verkaufen könnte!"*

Kalzium, das in Japan gewonnen, häufig in den USA produziert und dann nach Europa eingeführt wird, kostet eben seinen Preis.

Was bitte sind 0,75 € - 1,50 € pro Tag und Person für ein gesünderes, besseres und längeres Leben? Jeder Raucher würde diesen finanziellen Aufwand sicherlich belächeln.

II. Wenn Sie Korallen-Kalzium probieren, seien Sie geduldig!

Entscheiden Sie nicht schon am ersten Tag, ob es Ihnen gut tut oder nicht. Der Körper braucht eine gewisse Zeit, um sich auf Neues einzustellen. Sind Sie jung und kerngesund, erwarten Sie kein Wunder, denn gesünder als gesund geht wohl schlecht. Die Mehrzahl aller Menschen dürften aufgrund chronischer Übersäuerung allerdings sehr schnell eine positive Wirkungsweise erwarten!!!

Die Aufnahmefähigkeit in Ihrem Körper hängt mit der Qualität des Kalzium-Produktes, der richtigen Zusammensetzung (also der Kalzium/Magnesium-Kombination), der ionisierten und organischen Form, der richtigen Menge zusammen. Aber es ist auch entscheidend, ob Sie Mann oder Frau, schwergewichtig oder ein super-

schlankes Model sind, ob Sie z.B. eine Kapsel vor, zu oder nach einer Mahlzeit zu sich nehmen.

Viele Faktoren sind davon abhängig. Wir raten Ihnen deshalb, probieren Sie es selbst aus! Wir z.B. nehmen regelmäßig mindestens 1.500 mg täglich, zunehmend bis 3.000 mg. Je älter Sie werden, umso höher ist der Bedarf. Korallen-Kalzium begleitet Sie bis ins hohe Alter.

Bei Kindern, die beispielsweise über ein Drittel des Körpergewichtes eines Erwachsenen verfügen und bekanntermaßen nicht so gerne Pillen schlucken oder Ähnliches, könnten Sie evtl. ein Drittel der empfohlenen Tagesration für Erwachsene ins Essen streuen. Hierzu einfach eine Kapsel öffnen und das Pulver verstreuen. Denken Sie an die Möglichkeiten der gesteigerten Konzentrationsfähigkeit, der verbesserten schulischen Leistungen und Lernfähigkeit.

Ich möchte es nochmals wiederholen, weil es dermaßen wichtig ist: Insbesondere ältere Menschen benötigen wesentlich mehr Kalzium, wie schon an anderer Stelle beschrieben. In den USA liegen die Empfehlungen teilweise weit über der in Deutschland erlaubten Dosierungsempfehlung, was die Deutsche Gesellschaft für Ernährung (max. 1g) allerdings nicht für sinnvoll und zulässig hält.

Sollten Sie höher dosieren wollen und beispielsweise bereits eine schwere Krankheit erleiden, sprechen Sie zuvor in jedem Fall mit Ihrem Arzt. Und lesen Sie vor diesem Termin das Buch von Vernon Coleman: **„Wie Sie Ihren Arzt davon abhalten, Sie umzubringen!“**

III. Bevor Sie sich für ein Produkt entscheiden, stellen Sie dem Verkäufer folgende Fragen:

a. Wird das Korallen-Kalzium unter Wasser gewonnen, und beinhaltet es aus diesem Grund die für unseren Körper so wertvollen Spurenelemente? (Im Gegenzug sind Produkte aus dem Kalzium-Minenabbau bzw. ausgelesenes Kalzium von Strand-Abfallprodukten lange nicht so hochwertig und rein!)

b. Wird das Korallen-Kalzium unter Aufsicht der japanischen Regierung gewonnen? Denn es gibt auch heute weltweit nur vier Unternehmen, die überhaupt eine Erlaubnis zur Gewinnung von Korallen-Kalzium unter staatlicher Aufsicht erhalten haben.

c. Enthält das Korallen-Kalzium 100% pure, organische Qualität?

d. Handelt es sich um das original ionisierte Korallen-Kalzium?

e. Ist das Korallen-Kalzium zu 100% bioverfügbar für Ihren Körper und bereits in 15 – 30 Minuten aufnahmefähig?

f. Ist das wichtige Kalzium/Magnesium-Verhältnis 2:1 gewahrt, und enthält das Produkt auch pures organisches Magnesium?

g. Sind weitere lebenswichtige Vitamine und Spurenelemente in dem Produkt enthalten?
Hierzu zählen z.B. Vitamine A, C, D, B 1,2,3,6,9,12, in reinster Form!

h. Sofern Sie Diabetiker sind: Ist das Produkt auch für Diabetiker geeignet?

i. Sofern Sie Veganer sind: Ist das Produkt auch für Veganer geeignet?

Denken Sie nicht, Kalzium ist gleich Kalzium oder Magnesium ist gleich Magnesium!

In der Mehrzahl unserer Drogerien oder Gesundheitsläden finden Sie Kalziumkapseln mit einer Füllmenge von 1 g / 1000 mg und dem Bestandteil von ca. 600 mg an Kalziumkarbonat, das organisch für unseren Körper völlig unbrauchbar ist. Es muss somit zunächst vom Körper in ionisierte und somit bioverfügbare Form verwandelt werden, was sehr lange dauert. **Noch bevor dieser Umwandlungsprozess vollzogen wurde, befindet sich das Kalzium längst im Verdauungstrakt, und ca. 95 %, also der größte Teil des Kalziums, verliert sich somit und kommt nie in unseren Zellen an.**

Kalziumlaktat sowie Kalziumphosphat wirken auf unseren Organismus wie schwerer Zement. Kalziumkarbonat wirkt sich aus wie Kalk. Sie sollten diese sinnlosen Produkte direkt ins WC kippen und nicht erst den Weg durch Ihren Körper wählen.

Abschließend möchten wir noch eine kritische Aussage gegenüber dem Apothekenverkauf treffen, weil wir in den letzten Jahren derartige Erfahrungen gleich mehrfach gemacht haben:

Nicht jedes Produkt, das in einer Apotheke verkauft wird oder gar rezeptpflichtig ist, muss automatisch das Beste sein!

Vielleicht hilft Ihnen schon die Erkenntnis aus diesem kleinen Buch, dass die Pharmaindustrie weltweit einen Multi-Milliarden-Umsatz erzielt mit der Krankheit von Menschen.

Schon allein der gesunde Menschenverstand sagt, wenn jedes pharmazeutische Produkt wirklich helfen würde, wie häufig in der Werbung angepriesen, müsste die Anzahl der gesunden Menschen doch wesentlich größer sein.

Dennoch ist alleine die Sterblichkeitsrate bei Krebspatienten um gigantische Prozentsätze in den letzten Jahrzehnten angestiegen. Und die Tendenz ist weiter steigend!

Wir hoffen, diese Fragen werden Ihnen dabei behilflich sein, an das richtige Produkt zu gelangen.

Sensationelle Studie aus Japan:

Auch die Konzentration, das Gedächtnis und unsere akademischen Fähigkeiten sind stark vom Säure-Basen-Haushalt abhängig!

1992 wurde eine sensationelle Entdeckung im Zusammenhang mit kalziumreichem Korallen-Wasser veröffentlicht.

Eine Studie des Bildungsministeriums in Japan zeigt bei Zeugnissen von Schulkindern schlechte Leistungen in Yaeyama und sehr hohe Werte in Miyako, Naha und Shimajiri. Viele Eltern und Lehrer wunderten sich weshalb und suchten die Fehler bei ihren Erziehungs- und Lernfähigkeiten.

Die Suche nach den Ursachen dieser Unterschiede machte klar, dass akademische Leistungen höher in Bezirken waren, in denen kalziumreiches Korallenwasser getrunken wurde.

Z.B Yaeyama hat den niedrigsten Wert an Kalzium (24,1 mg/l), und Miyako, Naha und Shimajiri haben den höchsten Kalziumgehalt im Wasser (415 mg/l). Entsprechend hervorragend waren auch die akademischen Leistungen aus diesen Bezirken.

Interessant ist die Tatsache, dass 20 Jahre zuvor im Bezirk Yaeyama höchste akademische Resultate erzielt wurden. In dieser Zeit wurde noch kalziumreiches Korallenwasser als Trinkwasser verwendet.

Abschließend listen wir Ihnen nun noch eine Zusammenfassung der Vorzüge aus dem Original Korallen-Kalzium auf:

Gute Argumente für Korallen-Kalzium:

1. *Die Herkunft und Gewinnung ist nachvollziehbar, und das Produkt ist von höchster Reinheit. Nullkommanull Prozent Chemie!*

2. *Die Gewinnung unterliegt strikten und regelmäßigen Qualitätskontrollen unter Aufsicht der japanischen Regierung!*

3. *Es wird unter Wasser gewonnen in purer, organischer Qualität.* **Kein Riff wird zerstört. Es wird lediglich der Korallensand abgesaugt!**

4. *Kalzium/Magnesium-Verhältnis in natürlicher Form 2:1.*

5. *Korallen-Kalzium mit dem optimalen Magnesium-Anteil balanciert das Säuren-Basen-Gleichgewicht bei regelmäßiger Einnahme optimal aus! Es ist lt. Readers Digest „der Superstar der Ernährung"!*

6. *Allen Rauchern, Kaffeetrinkern, und Eiweißessern (Fleisch, Eier, Fisch, Geflügel etc.) sowie allen Kranken, die bereits auf chemische Medikamente zurückgreifen müssen, ist eine Nahrungsergänzung mit Korallen-Kalzium dringendst empfohlen!*

7. *Korallen-Kalzium sorgt für basisches Blut!*

8. *Bindegewebe, Blutkreislauf und Nieren sind unermüdlich dabei, den Körper vor schädlichem Säureabfall zu befreien. Oft aber sind sie überfordert, und dann kommt es im Organismus zur Säurekatastrophe, deren harmlosestes Anzeichen* ***Sodbrennen*** *ist! Auch hier wirkt Korallen-Kalzium optimal!*

9. *Original Korallen-Kalzium beugt vielen schweren Krankheiten vor. Krebs, Alzheimer, Multiple Sklerose, Parkinson, Diabetes, Herzerkrankungen und andere chronische oder tödliche Krankheiten können in den meisten Fällen problemlos, schnell und extrem kostengünstig geheilt oder zumindest gestoppt werden.*

10. *Korallen-Kalzium enthält in natürlicher Form lebenswichtige Vitamine A, B, C, D, E und viele weitere Vitamine, Minerale und Spurenelemente, z.B. Selen, Zink, Kupfer, Chrom, Vanadium, Germanium, Jod, Mangan, Kalium und Magnesium.*

11. *Korallen-Kalzium ist besser als jedes der Welt-Wellness-Organisation bekannte Produkt.*

12. *Es ist gut für die Nerven! Wenn Sie zu wenig Kalzium im Blut haben, werden Sie leichter nervös, ängstlich, schreckhaft, oder Sie explodieren schnell. Schon ein kleiner Kalziummangel kann diese Reaktionen auslösen. Auch gestresste Manager, arbeitende Mütter und Sportler profitieren enorm von Korallen-Kalzium.*

13. *Korallen-Kalzium hilft gegen Sonnenallergie! Nehmen Sie deshalb schon ein bis zwei Wochen vor dem Sommerurlaub, besser noch regelmäßig täglich, Korallen-Kalzium zu sich.*

14. *Kalzium hilft gegen Heuschnupfen. Auch das ist wissenschaftlich längst belegt, dass echtes Korallen-Kalzium in Verbindung mit Vitamin C die unangenehmen Symptome von Heuschnupfen deutlich verringern kann.*

15. *Korallen-Kalzium liefert wertvolle* **basische** *Mineralien und Spurenelemente in ionisierter Form und ist auch für Diabetiker und Veganer geeignet.*

16. *Der Körper kann Korallen-Kalzium als Nahrungsergänzung schnell aufnehmen und rasch verarbeiten. Es handelt sich nicht um ein Medikament und kann auch zusätzlich zu Medikamenten eingenommen werden. Fragen Sie ggf. Ihren Arzt.*

17. Korallen-Kalzium ist frei von Zucker, künstlichen Süßungsmitteln, Farb-/Füll-/Konservierungs- oder Allergien auslösenden Hilfsstoffen, tierischen Substanzen, Gelatine, Gluten, Laktose oder sonstigen genmanipulierten Substanzen!

18. Korallen-Kalzium fördert Gedächtnisleistungen, Konzentration und akademische Fähigkeiten bei Kindern, Jugendlichen und Erwachsenen!

19. Kalzium unterstützt die Gewichtsabnahme!

20. Die wenigen Original-Produkte, die auf dem Markt sind, sind trotzdem erschwinglich und liegen für eine Monatspackung pro Person, trotz hoher Einfuhrkosten, teilweise deutlich unter 50.-€.
Die Kosten für eine Tagesration liegt in Deutschland bei, 0,75 € bis 1,50 € pro Person.

21. Korallen-Kalzium besitzt die natürliche Fähigkeit, sich zu ionisieren, sobald es mit Wasser in Berührung kommt. Damit hat es die optimale Form, die unser Körper benötigt, um etwas zu verdauen.

22. Korallenmaterial wird heute auch als Knochenimplantate verwendet, weil es mit unserem Körper natürlicherweise synergetisch ist, was ein weiterer Beweis für die Wertigkeit dieses Minerals ist.

23. Millionen Japaner leben auf der Korallen-Südspitze von Okinawa und haben die höchste Lebenserwartung der Welt! (Wohingegen die anderen Japaner im Durchschnitt nur 77 Jahre alt werden).

24. Korallen-Kalzium ist ein echter Jungbrunnen! Die Hundertjährigen von Okinawa sind nicht eine Gruppe von pflegebedürftigen Greisen, sie sind aktive Senioren mit einem produktiven Leben und genießen ihre goldenen Jahre. Anhand des folgenden Schaubilds erkennen Sie, dass der Alterungsprozess gestoppt bzw. deutlich verzögert wird. **Sehen Sie selbst:**

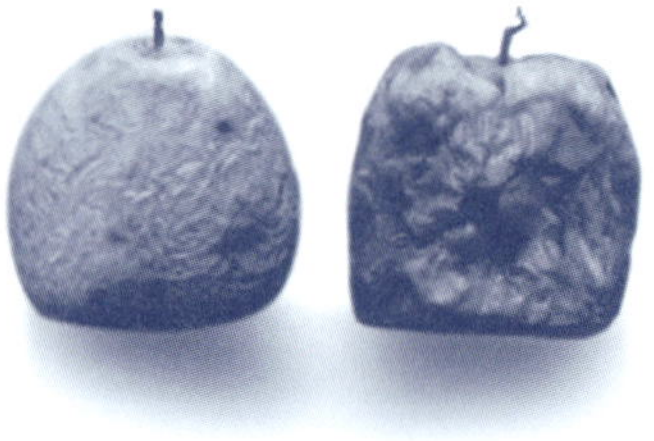

Beide Äpfel sind 3 Monate lang gelagert. Links wurde der Apfel mit ionisiertem Korallen-Wasser besprüht und ist somit nicht annähernd soviel gealtert wie der rechte Apfel ohne Korallen-Wasser.

Blutbildänderung unter dem Dunkelfeld-Mikroskop nach 25 Minuten

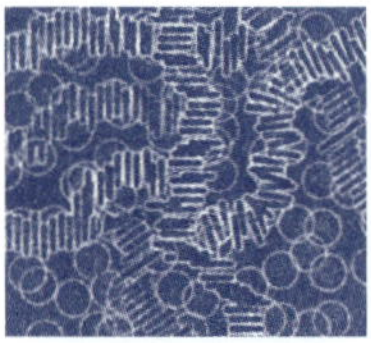

„Azidose", eine Übersäuerung führt zum Verkleben des Blutes, auch „Geldrollen" genannt. Der Fluss der roten Blutkörperchen wird gehemmt und der Sauerstoffaustausch wird somit reduziert.

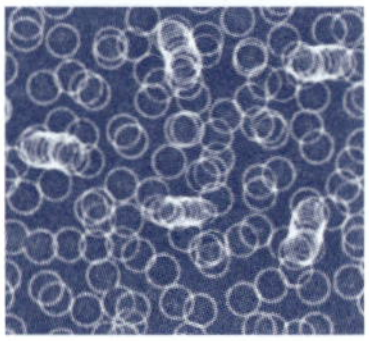

25 Minuten nach der Einnahme von 3 Gläsern mit Korallen-Kalzium angereichertem Wasser, sind die roten Blutkörper wieder gelöst und ein uneingeschränkter Stoffwechsel kann wieder ablaufen. Ein echtes „Aufatmen".

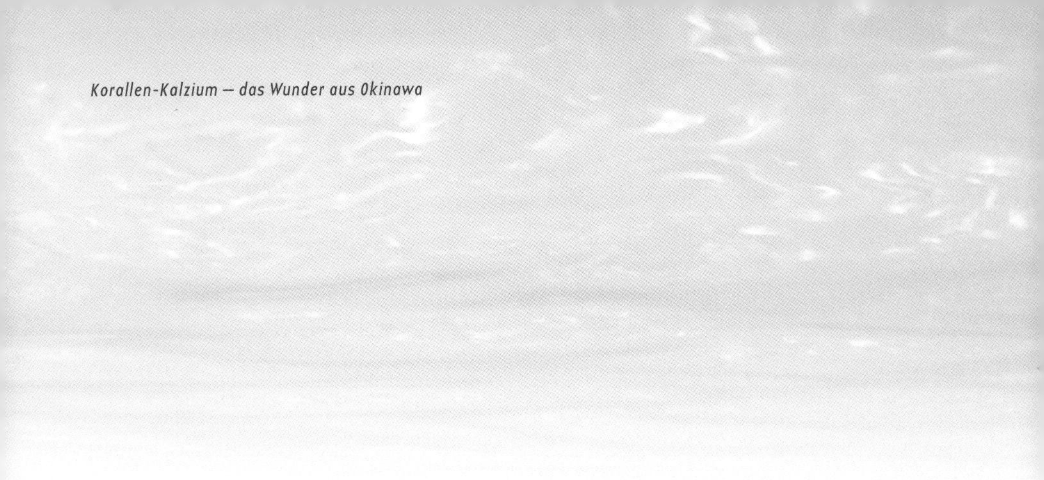

Da flehen die Menschen die Götter um
Gesundheit an und wissen nicht,
dass sie die Macht darüber selbst besitzen.

Demokritos

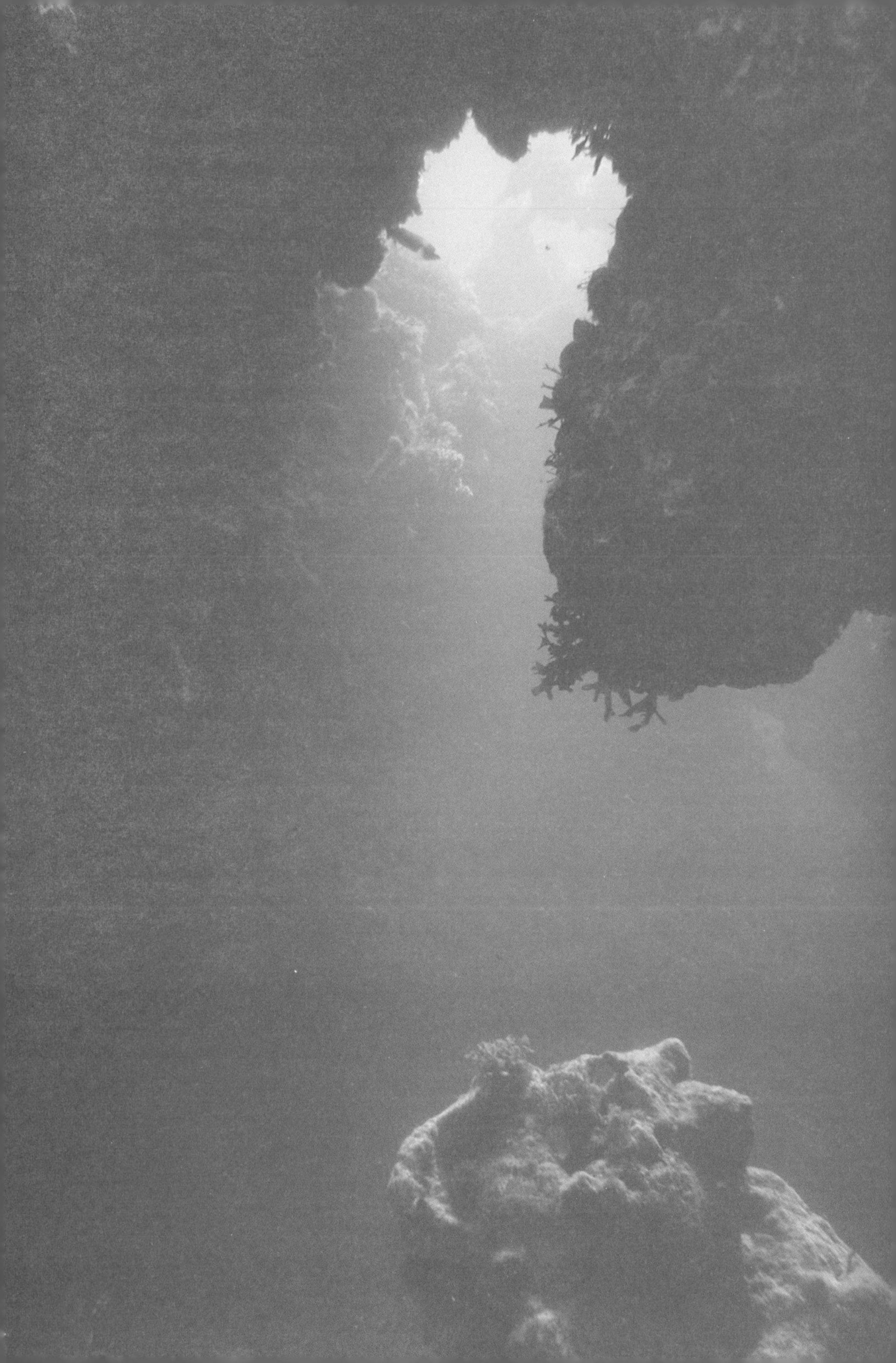

Wir wissen es nicht, was ein Produkt noch alles leisten müsste, das man es als wahres Wunder bezeichnen darf. Wir tun es einfach, weil es unsere vollste Überzeugung ist.

Für uns ist Korallen-Kalzium das Wunder aus Okinawa!

Machen Sie es gut und geben Sie sich niemals mit weniger zufrieden, als mit optimaler Gesundheit und Lebensenergie! Gesundheit ist Ihr Geburtsrecht! Ihr Körper hat nur das Beste verdient! Möge Sie das Wissen aus diesem Buch begleiten bis ins hohe Alter!

Ihr Leonard Coldwell *(NMD und PHD)*
und Jürgen A. Kettner

Die Autoren:

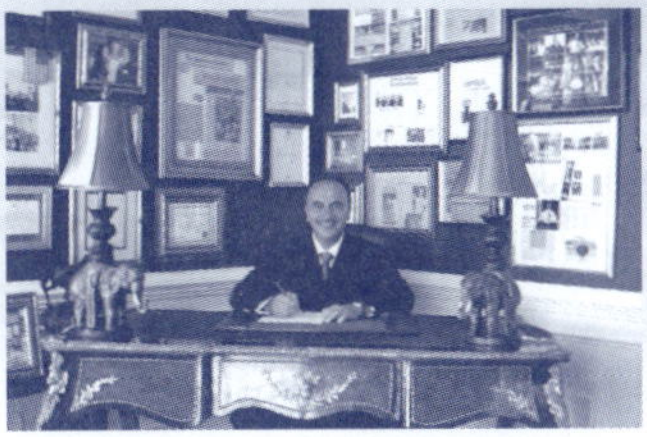

Leonard Coldwell, (NMD, PHD) Doctor of Naturopathic Medicine und Doctor of Psychology, College of Naturopathic Medicine, North Carolina, USA. Amerikanischer Staatsbürger, ist nach Meinung vieler Experten die führende Kapazität führ stressbedingte Krankheiten und wissenschaftliche Selbstheilungs- und Selbsthilfe-Systeme.

Sein Stress-Reduktions-System "Dr. Coldwell System", ist das meistverkaufte System in diesem Bereich. Das Dr. Coldwell-System wird von Nobelpreisträgern in Medizin, führenden Ärzten und Buchautoren weltweit empfohlen.

Leonard Coldwell ist der am häufigsten empfohlene und genannte „Alternativ-Selbsthilfe-Therapeut" in Amerika.

Sein Name und sein System, das „Dr. Coldwell-System", wurden im letzten Jahr mehrere Millionen Mal in Fernsehen, Radio oder in Büchern genannt oder empfohlen.

Leonard Coldwell, (NMD PHD), ist der persönliche Arzt für Amerikas bekanntesten Buch-Autor und Verbraucheranwalt Kevin Trudeau sowie von Medizin-Nobelpreisträger Joe Pagano, der den Nobelpreis in Medizin für Leistungen seiner Firma erhalten hat.

Leonard Coldwell berät und trainiert in den USA Regierungsmitglieder, Militär, Feuerwehr, Polizei etc. und schult die Therapeuten der Navy. Auch ist er regelmäßiger Gast im US-Fernsehen, wenn es um Stress und Selbstheilung geht.

Er ist Autor von acht Büchern in deutscher Sprache, Hunderten von Artikeln, Tausenden von Publikationen, Kolumnen und mehr. Er ist Co-Autor und Autor von zahlreichen Büchern und Publikationen in englischer Sprache und Hunderten von Audio- bzw. CD-Selbsthilfe-Programmen.

Dr. Coldwell hat persönliche Dankschreiben vom amerikanischen Präsidenten und vom US-Kongress erhalten und ist von diesen für seine Leistungen für Demokratie und Freiheit ausgezeichnet worden. Seine Reden wurden in vielen Ländern von Clear Channel Radio gesendet.

Er ist die leitende Figur in den Kinofilmen: „Cut Poison and Burn" sowie „Probable Cause". Zeitgleich zum Erscheinungstermin dieses Buches befindet sich Dr. Coldwell im Aufbau des größten Gesundheitszentrums der Welt in South Carolina. Sein neues Buch „Wie Sie Ihren Arzt und Ihre Krankeit überleben" ist soeben in englischer Sprache in den USA erschienen.

Leser dieses Buches können Leonard Coldwell direkt via E-Mail erreichen, um Rat und Hilfe zu erhalten. Seine E-Mail-Adresse ist:

drleonardcoldwell@gmail.com

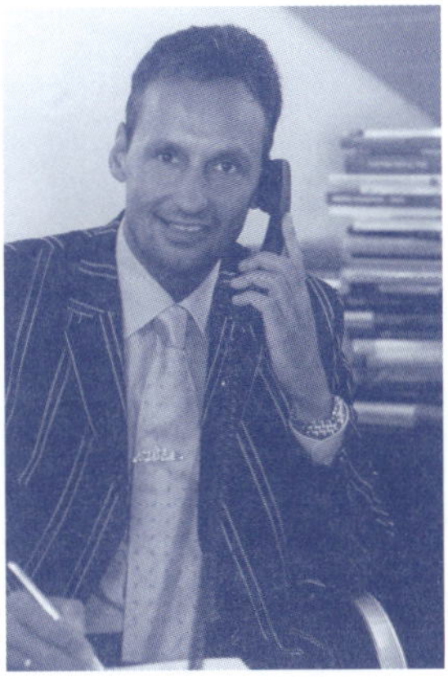

Jürgen A. Kettner ist Kaufmann und erfolgreicher Unternehmer. Er beschäftigt sich seit 20 Jahren mit den Themen Erfolg, Gesundheit, Finanzen, Persönlichkeitsentwicklung sowie diversen grenzwissenschaftlichen Themen.

2001 erwarb sich Jürgen Kettner die internationale Feuerlauftrainer-Lizenz von Leonard Coldwell in den USA. Ebenfalls in den USA zertifizierte er im Jahr 2002 zum internationalen NAPS®-Trainer.

Jürgen A. Kettner ist seit über 20 Jahren verheiratet, Vater von zwei Kindern und lebt in Deutschland.

Als Vorstand und Geschäftsführer leitet er mehrere Finanzfirmen, darunter mit zwei weiteren Kollegen einen großen Finanzvertrieb mit mehreren hundert Mitarbeitern. Darüber hinaus ist er an weiteren Unternehmen beteiligt, unter anderem an einem angehenden Konzern für regenerative Energien in Spanien. Er führt weiterhin ein Nahrungsmittelergänzungsunternehmen und einen Buchverlag.

Kettner war unter Mithilfe von Dr. Leonard Coldwell einer der Ersten, der Original Korallen-Kalzium aus Okinawa, Japan, bereits vor mehr als fünf Jahren auf den europäischen Markt gebracht hat.

Sie finden Jürgen A. Kettner im „Who is Who" der Bundesrepublik Deutschland. Er ist selbst Autor von mehreren Finanz- und Vertriebsbüchern sowie gemeinsam mit Dr. Coldwell Autor des vorliegenden Buches.

Die langjährige Freundschaft und Verbundenheit mit Dr. Leonard

Coldwell und der gleichzeitig brennende Wunsch nach mehr Gesundheitsaufklärung innerhalb der Bevölkerung haben ihn veranlasst, einen Teil der Forschungsarbeiten von Dr. Coldwell und dessen wissenschaftlichen Kollegen nun auf den deutschsprachigen Markt zu bringen.

Sofern Sie uns Ihre Erfahrungen mit Korallen-Kalzium mitteilen möchten, schreiben Sie uns unter: info@life-coaching-verlag.de

Quellen bzw. weiterführende Literatur und Hinweise in deutscher bzw. englischer Sprache (auszugsweise):

Internet:

- **http://www.das-gibts-doch-nicht.de**
- **http://www.nirakara.de/Aspartam.htm**
- **http://joconrad.de/aspartam.htm**
- **http://www.hackemesser.de**
- **http://www.conspiracy.nebelbank.de**
- **http://www.secret.tv**

Bücher und Zeitschriften

- *Endlich Abschied von Ihrer Krankheit,*
  Dr. Leonard Coldwell

- *Mit Gesundheit zum Erfolg,*
  Dr. Leonard Coldwell

- *Fit for Life,*
  Harvey und Marilyn Diamond

- *Brockhaus von 1871, 1882*
  und Bertelsmann Lexikon 2005.

- *Die Entsäuerungs-Revolution,*
  Hannelore Fischer-Reska

- *Die Cholesterin-Lüge, Walter Hartenbach*

- *Lexikon der populären Ernährungsirrtümer,*
  Udo Pollmer & Susanne Warmuth

- *Essen Sie sich gesund,*
  Dr. Andrei Dracea

- *50 Wege zum gesunden Herz,*
  Prof. Christiaan Barnard

- *Der Weg zu ewiger Jugend,*
  Robert Dehin

- *Biogenes Magnesium und Kalzium,*
  G.A. Ulmer Verlag

- *Neugeboren durch Biostoffe,*
  Klaus Oberbeil

- *Übersäuerung, Krank ohne Grund?*
  Norbert Treutwein

- *Sport ist wichtig,*
  aber richtig! P. Jentschura

- *Besser Leben!*
  Dr. Dietmar Kowertz

- *Einführung in die Ernährungslehre,*
  E. Kofranyi, W. Wirths

- *Lehrbuch für Heilpraktiker,*
  Richter

- *Futter für´s Volk,*
  Volker Angres, Claus Peter Hutter, Lutz Ribbe

- *Die Pyramide der Wahrheit,*
  Julius H. Barkas
- *Der Spiegel, Die Abschaffung der Gesundheit*
  von Jörg Blech, 33. Ausgabe 2003
- *„Cholesterinsenkung kann viele Leben retten",*
  Ärzte Zeitung vom 03.08.2001
- *Die unbegrenzte Kraft des Unterbewusstseins,*
  Dr. Leonard Coldwell
- *Milch besser nicht!*
  Von Maria Rollinger
- *Forever young,*
  Dr. med. Ulrich Strunz
- *Wie Sie Ihren Arzt davon abhalten,*
  Sie umzubringen, Vernon Coleman

BÜCHER und TIPPS

Es folgen einige Bücher und Tipps, die Sie einfach über ein beiliegendes Bestellformular ordern können. Viel Vergnügen.

Endlich Abschied von Ihrer Krankheit 19,50€

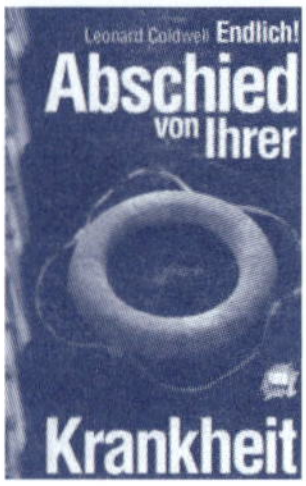

Das bisher erfolgreichste Buch von Dr. Leonard Coldwell beweist anhand von ungewöhnlichen Heilungen, dass es bei jeder Krankheit Hoffnung auf Besserung oder sogar Heilung geben kann. Erfahrungen für alle, die Ihre Gesundheit selbst in die Hand nehmen wollen. Hoffnung und Hilfe für alle die krank sind oder kranke Angehörige haben oder Krankheit von vornherein verhindern wollen.

Buch gebunden, 190 Seiten,
auch als Audiokassette erhältlich

Die unbegrenzte Kraft des Unterbewußtseins 19,50€

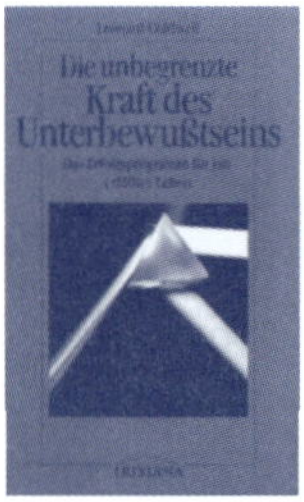

Dieses Werk von Leonard „The Coach" Coldwell gibt Ihnen einen Einblick in die Funktionsweisen und unbegrenzten Möglichkeiten von Körper und Geist. Durch dieses Buch lernen Sie Ihre inneren Kräfte zu erkennen und zu nutzen und grenzenlose Energie, sowie optimale Gesundheit selbst zu verursachen.Für diejenigen, die die Geheimnisse von Körper und Geist erkennen und nutzen wollen.

Buch gebunden, 223 Seiten

Die Erfolgsgarantie

19,50€

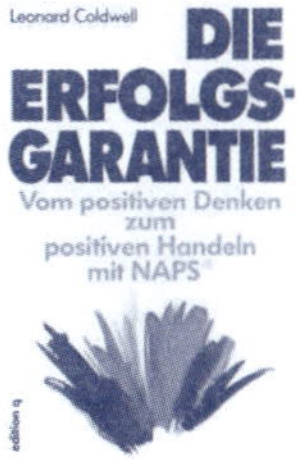

Als Experte für Streßschäden und Managerkrankheiten sowie Erfolgskonditionierung hat Leonard „The Coach" Coldwell mit diesem Buch für Sie eine ideale Gebrauchsanweisung für Streßreduktion und Streßbewältigung geschaffen. Wichtig für jeden, der regelmäßig großen Belastungen ausgesetzt ist.

Buch gebunden, 252 Seiten

Wie man positive Kinder in einer negativen Welt erzieht

19,50€

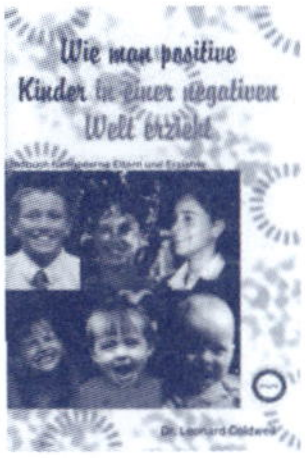

Mit diesem Buch fasziniert Dr. Leonard Coldwell durch klare Anregungen und Mut machende Handlungsanweisungen für Eltern und Erziehungspersonen in einer Zeit der Verunsicherung, in der Ideale zu Idolen und Ziele zu Konsumgütern geworden sind und liebevolle Erziehung anders verstanden wird als früher.
(Dr. Thomas Höhn)

Buch gebunden 264 Seiten,

Dr. Leonard Coldwell spricht über sein Leben 6,95€
und über Coral Kalzium

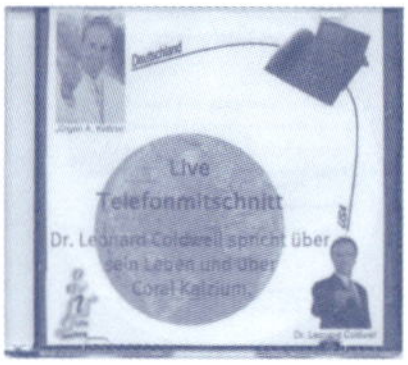

Live-Telefonmitschnitt

1. *Begrüßung. Frage zum Erfolg von Dr. Coldwell*
2. *Frage: Partnerschaft und Erfolg in der Partnerschaft*
3. *Frage:Coral Kalzium, dessen Entstehen und Wirkung*
4. *Frage: Dosierung von Coral Kalzium und Problematik des deutschen Gesundheitswesens*
5. *Frage: Publikumsfrage. Kinder und Coral Kalzium*
6. *Frage: Publikumsfrage. Morbuscron-, Colitis- und Krebspatienten*

Audio CD / 51 min Laufzeit

Go for money 19,95€
Ihr Weg zu Erfolg und finanzieller Unabhängigkeit

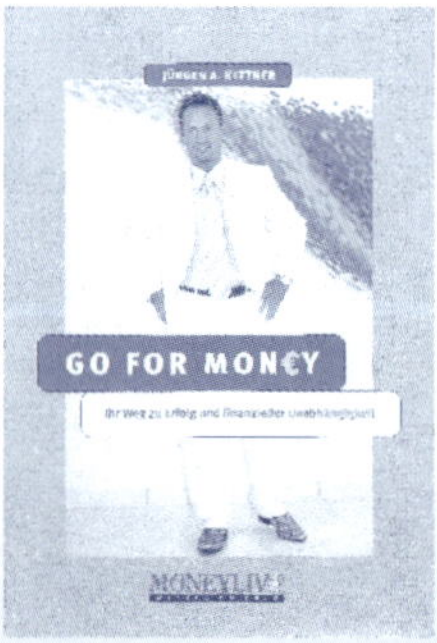

Das Buch zeigt Wege und die richtigen Techniken, um diese Ziele zu erreichen. Profitieren Sie von den umfangreichen Erfahrungen des erfolgreichen Unternehmers Jürgen A. Kettner, wie auch Sie zu Le-benserfolg, Wohlstand und Reichtum kommen können. „Geld ver-dienen ist nicht schwer, es zu erhalten dagegen sehr", meinte André Kostolany.

So fehlt es nicht an klugen Ratschlägen und schönen Anlagemodellen, wie sich Geld vermehrt. Doch zwischen den Modellen und der Praxis liegen Welten. Zu Beginn dieses Jahrtausends wurden mehr als 50 Milliarden Euro buchstäblich vernichtet. Wer heute mit seinem Geld Geld verdienen will, braucht neben einer guten Strategie auch das Wissen. Wohlstand lässt sich aber nicht nur mit Geld erreichen. Es kommt auch darauf an, dass Beruf, Persönlichkeit, Beziehungen, Lebensenergie und Selbstmanagement wohl stehen.

See you over the top 34,90€

Geheimnisse für erfolgreichen Vertriebsaufbau

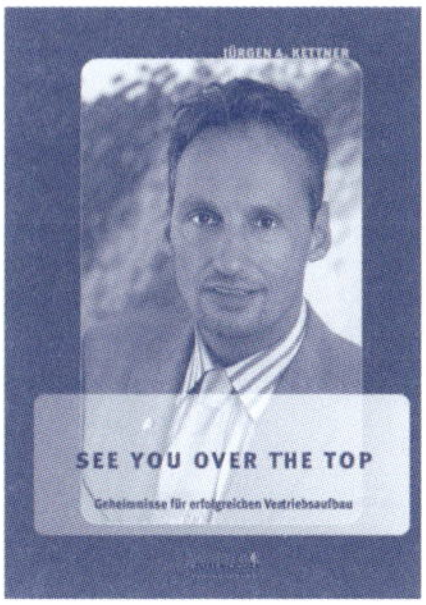

Dieser Ratgeber ist ein unentbehrlicher Helfer für jeden, der in einem Vertrieb starten will oder dort bereits aktiv tätig ist. Nutzen auch Sie die Chance, in eine boomende Branche einzusteigen. Das Buch wendet sich an den Neueinsteiger wie an den Profi gleichermaßen. Jürgen A. Kettner spart nicht an Tipps, Anregungen und Hinweisen. Darüber hinaus verrät er viele Verkaufsgeheimnisse, die auch aus Ihnen einen der besten Verkäufer machen werden.

Ihr persönliches Erfolgstagebuch 6,95€

für einen Monat persönlicher Aufzeichnungen

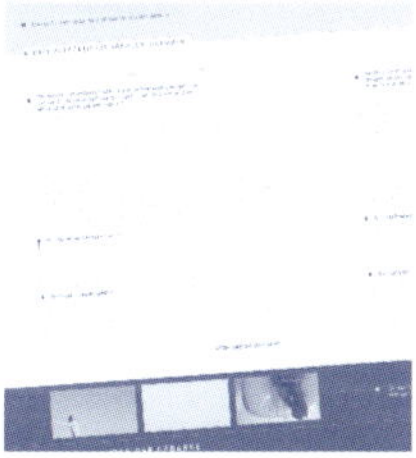

Wenn Sie sich am Ende Ihres Tages Zeit nehmen für die Fragen Ihres Erfolgstagebuches, werden Sie schon bald mehr beruflichen Erfolg, mehr Selbstbewusstsein, mehr Familienglück, mehr Fitness und Gesundheit und mehr Lebensqualität erleben.